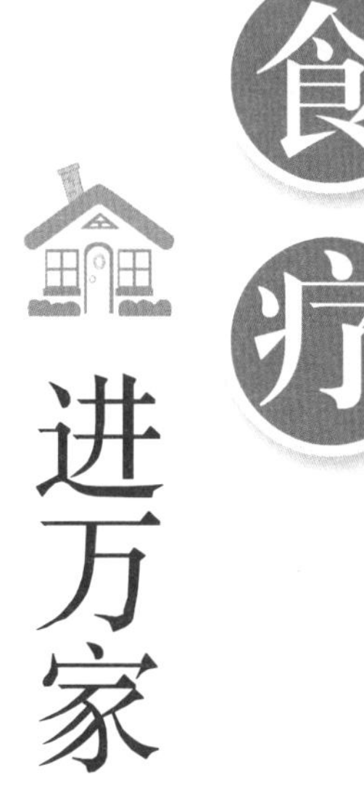

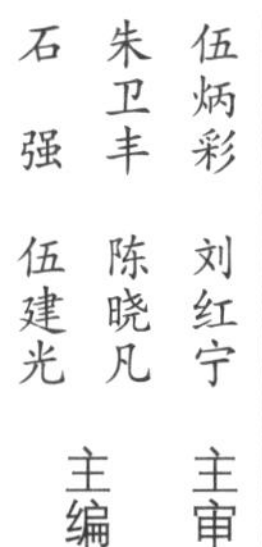

全国百佳图书出版单位
中国中医药出版社
·北京·

图书在版编目（CIP）数据

食疗进万家 / 朱卫丰等主编 .— 北京：中国中医药出版社，2021.10（2022.10重印）
ISBN 978-7-5132-7152-3

Ⅰ . ①食…　Ⅱ . ①朱…　Ⅲ . ①食物养生—食谱　Ⅳ . R247.1 ② TS972.161

中国版本图书馆 CIP 数据核字（2021）第 173486 号

中国中医药出版社出版
北京经济技术开发区科创十三街 31 号院二区 8 号楼
邮政编码　100176
传真　010-64405721
河北品睿印刷有限公司印刷
各地新华书店经销

开本 880×1230　1/32　印张 6.5　字数 128 千字
2021 年 10 月第 1 版　2022 年 10 月第 2 次印刷
书号　ISBN 978-7-5132-7152-3

定价　48.00 元
网址　www.cptcm.com

服务热线　010-64405510
购书热线　010-89535836
维权打假　010-64405753

微信服务号　zgzyycbs
微商城网址　https://kdt.im/LIdUGr
官方微博　http://e.weibo.com/cptcm
天猫旗舰店网址　https://zgzyycbs.tmall.com

如有印装质量问题请与本社出版部联系（010-64405510）

《食疗进万家》编委会

主　审　伍炳彩　刘红宁

主　编　朱卫丰　陈晓凡　石　强　伍建光

副主编　管咏梅　张　华　欧阳辉　王　飞

编　委（以姓氏笔画为序）

王　威　方建和　刘志勇　刘丽丽　孙寅翔

李　丛　吴地尧　余建玮　陈丽华　金　晨

周　旭　孟晓伟　敖梅英　聂建华　徐铁龙

龚　安　董欢欢

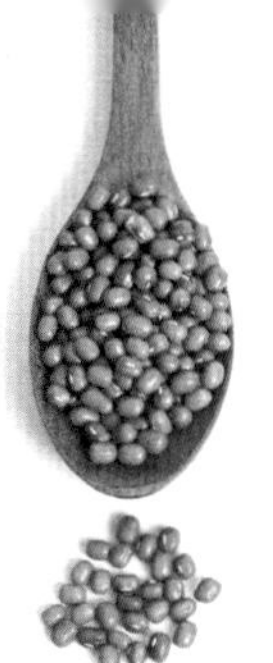

内容提要

“民以食为天。”食物既是人们赖以生存的基本物资，也是防病治病的首选。食疗通过日常饮食调控，保持和增进人体健康，与中药、针灸、导引、按摩等治疗手段一样，有着独特的作用与优势。食疗可纠正人体的体质偏颇状态，未病先防。对于慢性病患者，辨证食疗，饮食与药物发挥协同作用，可巩固疗效、防止复发。

本书内容包含食材篇和食谱篇两部分。食材篇将243种食材分为五谷、五菜、肉、蛋奶、五果、茶饮调料、药食两用七大类，对每种食材介绍别名、食味、功用及适应证、用法用量、宜忌及相关食谱名。食谱篇收录223个以本书所录食材为主的食谱，详细介绍其用料、用量及制作方法。

本书以简、便、廉为原则，食材常见易得，食谱疗效广、制作简单，以期为不同地域的不同人群提供膳食参考。本书编写若有不足之处，希望对食疗有兴趣的读者多提宝贵意见。

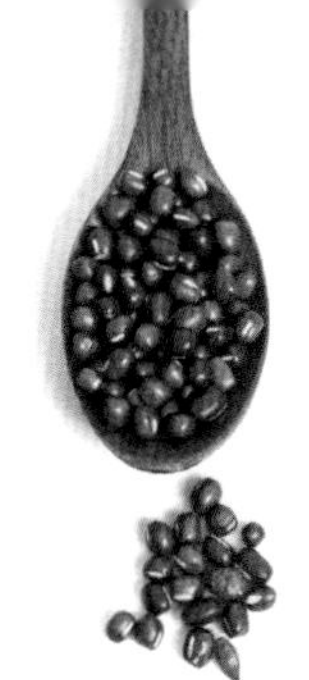

前言

中国人把食物用于养生与疗病，历史非常悠久。周朝设立医师四科，以食医为首。《黄帝内经》提出药物治病常有伤正气，需要靠饮食扶养。医圣张仲景在《金匮要略》以当归生姜羊肉汤主治产后腹痛。唐代孙思邈《备急千金要方》明确指出在疗疾之前，要首先考虑食疗，再进行药治。其后孟诜的《食疗本草》，涉及243种食疗品，是较系统、全面的食疗专著。明清两代，阳春白雪糕等各种食疗方层出不穷。在民间，食疗也深受群众欢迎，不断发展兴旺，经久不衰，形成了丰富而独特的食疗文化。

现代社会，随着生活水平不断提高，人们越来越重视自己的健康，重视生活质量的改进。在食物方面，人们不光要求吃饱，还要求既富有营养，又具有一定的保健功能，因此中医食疗越来越受到重视。人们对食疗知识的需求、对食疗保健产品的期望、对依据食疗理论来指导生活都充满着渴望。

20世纪以来，人类疾病谱发生了显著变化，非传染性、慢性系统性疾病成为主要疾病负担，甚至成为影响国家经济社会发展的重大公共卫生问题。目前这些慢性、非传染性疾病缺乏有效的治疗方法，而食疗具有临床疗效确切、预防保健作用独特、治疗方式灵活、费用较为低廉的特色和优势，无疑是一个极好的选择。

《“健康中国2030”规划纲要》指出，作为提升全民健康素质、普及健康生活方式的重要途径之一，食疗立足全人群和全生命周期两个着力点，提供公平可及、系统连续的健康服务，通过治未病实现更高水平的全民健康。发展食疗保健产业可以充分发挥食疗在治未病中的主导作用、在治疗重大疾病中的协同作用，以及在疾病康复过程中的核心作用，提升全民健康素质和水平，推进健康中国的建设。中医食疗，在21世纪将大有所为。

本书将常见食疗食材按照五谷、五果、五蔬、五畜及其他进行分类，介绍其性味归经、主要功用及使用禁忌，并推荐相关食谱。全书内容丰富，所录的食疗品治病广，疗效高，且以简、便、廉为原则，安全可靠，防治兼施，四季可用，老少皆宜。本书适合家庭及餐饮行业参考。

编者

2021年6月

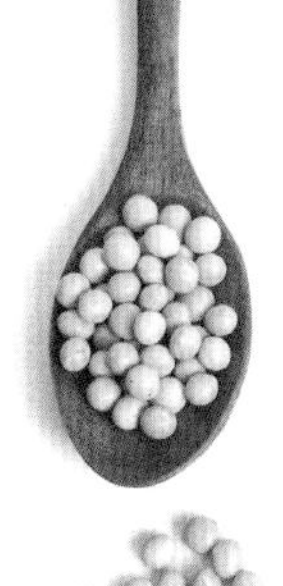

目　录

食材篇

五谷类

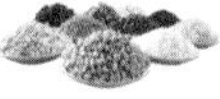

五菜类

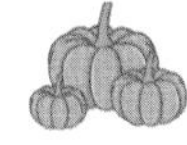

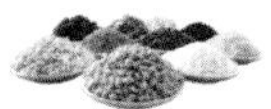

肉类

奶蛋类

五果类

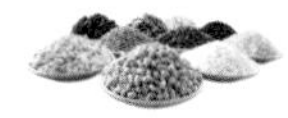

茶饮调料类

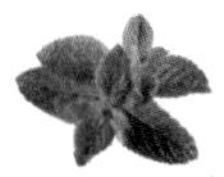

药食两用类

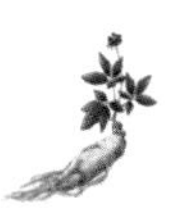

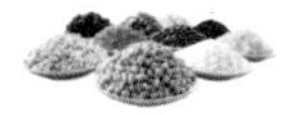

食谱篇

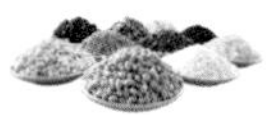

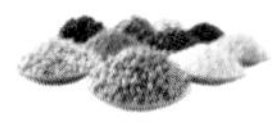

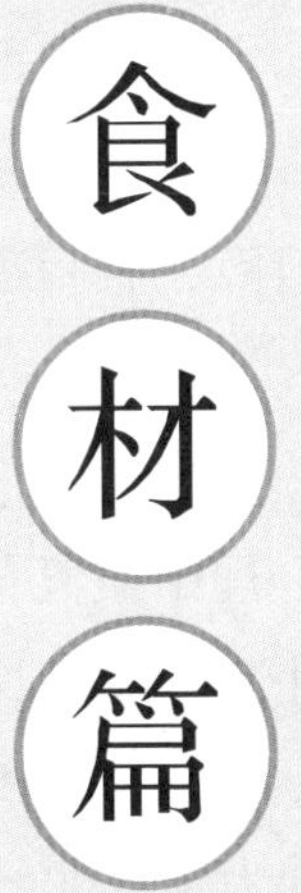
食
材
篇

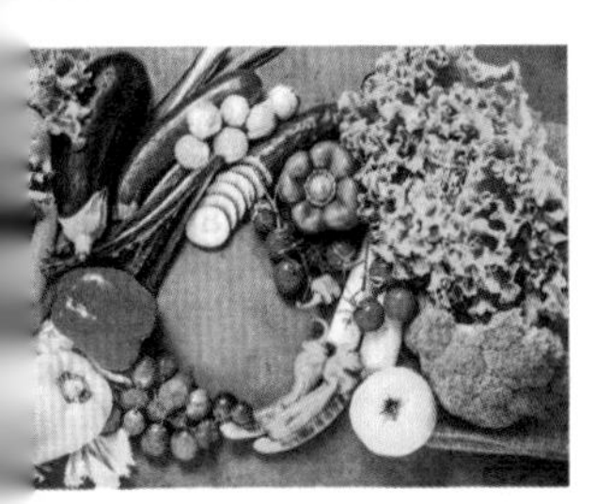

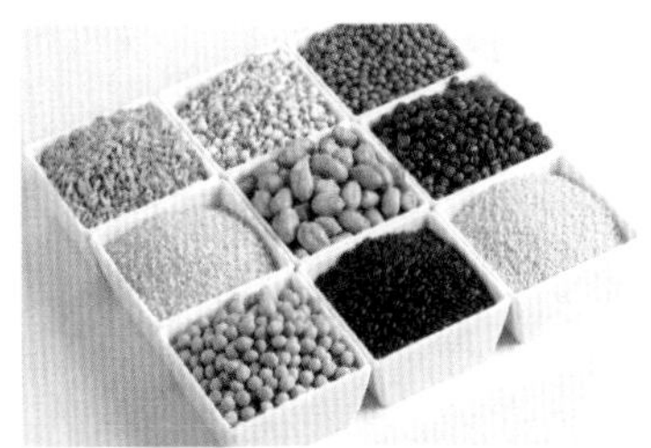

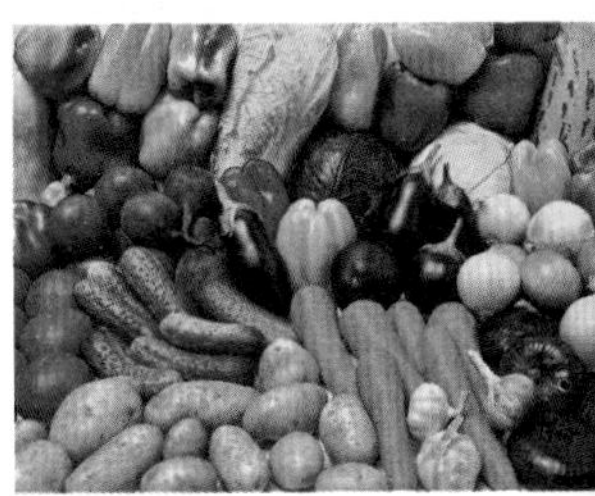

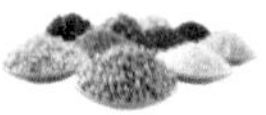

五谷类

饭豆

【**别名**】眉豆，白目豆，甘豆，白饭豆，白豆。

【**食味**】甘，咸，平[1]。

【**功用**】健脾补肾，理中益气，止消渴，和五脏，调营卫。适用于肾虚者，腹泻者，小便频繁者，男子遗精，女子带下病者，糖尿病者。

【**用法用量**】以煮食为主，90 ～ 150 克。建议食用至少 7 天。

【**宜忌**】气滞而腹胀满者应慎食。

【**推荐食谱**】眉豆鲤鱼煲。

白粱米

【**别名**】白米。

【**食味**】甘，微寒[1]。

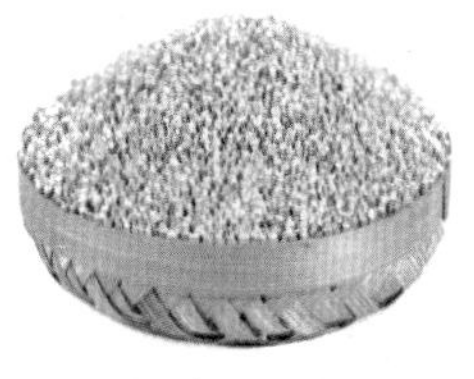

【**功用**】益气，和中，除烦止渴。适用于胃虚呕吐，烦渴。

【**用法用量**】蒸煮，煎汤，30 ～ 90 克。建议食用至少 5 天。

【**宜忌**】适用于一般人群，脾胃虚寒者不宜久用。

【推荐食谱】白粱米饭。

白扁豆

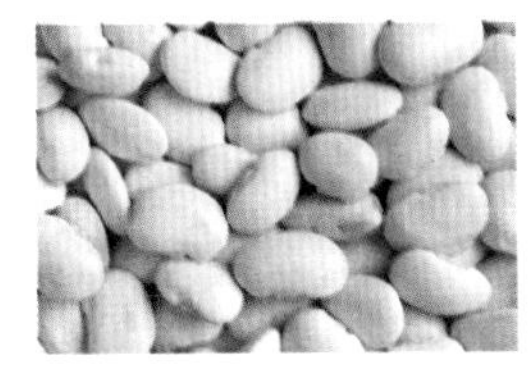

【别名】峨眉豆，南扁豆，茶豆，小刀豆，羊眼豆，沿篱豆，膨皮豆，树豆，藤豆，火镰扁豆。

【食味】甘，微温[2]。

【功用】健脾化湿，和中消暑。生白扁豆用于脾胃虚弱，食欲不振，大便溏泻，白带过多，暑湿吐泻。炒白扁豆健脾化湿，用于脾虚泄泻，白带过多。

【用法用量】煎汤，或入丸散，9～15克。健脾止泻宜炒用；清暑湿，养胃解毒宜生用。建议食用至少3天。

【宜忌】不宜多食，以免壅气伤脾。有发热或持续怕冷者不宜食用。

【推荐食谱】扁豆薏米绿豆粥。

赤小豆

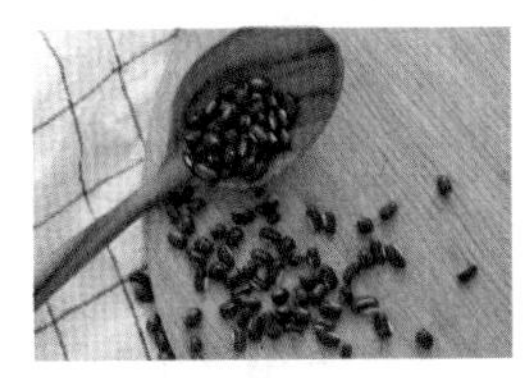

【别名】小豆，赤豆，红豆，红饭豆，米赤豆，猪肝赤，杜赤豆，小红绿豆，金红小豆，茅柴赤。

【食味】甘，酸，平[2]。

【功用】利水消肿，解毒排脓。用于水肿胀满，脚气浮肿，黄疸尿赤，风湿热痹，痈肿疮毒，肠痈腹痛。

【用法用量】煎汤，或入丸散，9～30克。建议食用至少5天。

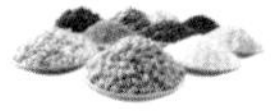

【宜忌】阴虚津伤者慎用。不宜与羊肉同食。

【推荐食谱】赤小豆粥。

蚕豆

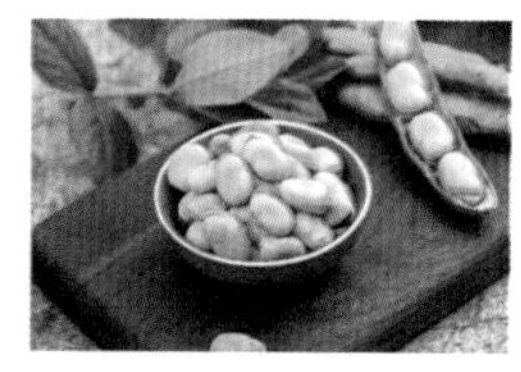

【别名】佛豆，胡豆，南豆，寒豆，罗汉豆，川豆，马齿豆，竖豆，仙豆，夏豆，湾豆，罗泛豆。

【食味】甘，微辛，平[1]。

【功用】健脾利水，解毒消肿。主要用于伤食，水肿，疮毒。适用于不思饮食，体弱多病；脘腹胀痛，便秘，口苦咽干；风寒湿痹证，肢体关节酸痛，屈伸不利等。

【用法用量】内服：煎汤，30 ～ 60 克；或研末；或作食品。外用：捣敷，烧灰敷。建议食用至少 3 天。

【宜忌】内服不宜过量，过量易致食积腹胀。对本品过敏者及蚕豆病患者禁服。不可与菠菜同用。

【推荐食谱】蚕豆炖豆腐。

大麦

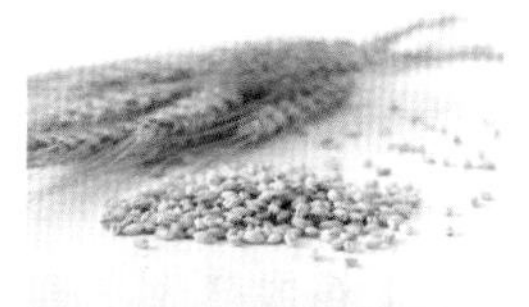

【别名】饭麦，牟麦，倮麦，稞麦。

【食味】甘，凉[3]。

【功用】健脾和胃，宽肠，利水，清热止渴，消脂减肥，止泻止利，消炎止痒。用于腹胀，食滞泄泻，小便不利；热盛烦渴，水湿停滞且有热邪的形体肥胖，腹泻痢疾，烧伤烫伤，皮肤瘙痒。

【用法用量】内服：蒸煮，煎汤，30 ～ 60 克；或研末。

外用：炒研调敷，或煎水洗。建议食用至少 7 天。

【宜忌】本品对寒凝气滞者和肠胃虚寒者有害。本品不易消化，易引起腹胀，身体干燥等。

【推荐食谱】大麦汤。

黄豆

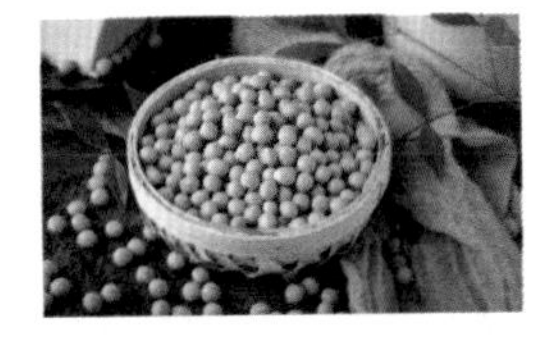

【别名】黄大豆，大豆。

【食味】甘，平[1]。

【功用】健脾消积，利水消肿。主要用于食积泻痢，腹胀食少，脾虚水肿，疮痈肿毒，外伤出血。

【用法用量】内服：煎汤，30～90 克；或研末。外用：捣敷，或炒焦研末调敷。建议食用至少 3 天。

【宜忌】熟食不宜过量，多食壅气，生痰，动嗽，令人身重，发面黄疮疥。不适于痛风人群食用。

【推荐食谱】黄豆鲤鱼汤。

高粱

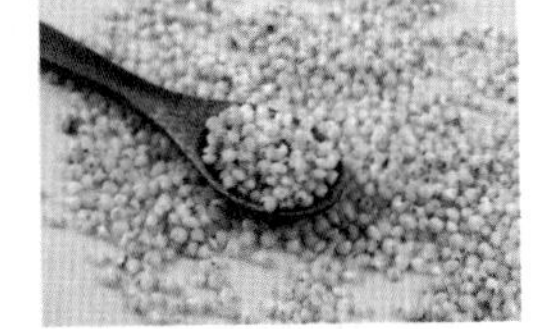

【别名】木稷，荻粱，蜀黍，芦粟，秬黍，黍。

【食味】甘，涩，温[1]。

【功用】健脾止泻，化痰安神。主要用于脾虚泄泻，霍乱，消化不良，痰湿咳嗽，失眠多梦；也适用于小便不利，石淋，胎位不正。

【用法用量】蒸煮，煎汤，30～60 克；或研末。建议食用至少 5 天。

【宜忌】肠胃燥热，大便干结者不宜食用高粱米。糖尿病人群忌食。

【推荐食谱】山楂高粱米粥。

甘薯

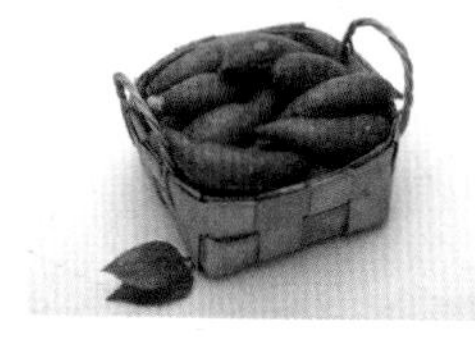

【别名】红薯，白薯，金薯，番薯，朱薯，甜薯，玉枕薯，地瓜，山芋，蕃茹，土瓜，红苕，红山药。

【食味】甘，平[1]。

【功用】补气生津，宽肠通便。主要用于脾虚水肿，便泄，疮疡肿毒，大便秘结。可醒酒。

【用法用量】内服：生食或熟食。外用：捣敷。建议食用至少 3 天。

【宜忌】湿阻中焦，气滞食积者慎服。脾胃虚弱、大便溏泄者不宜食用。

【推荐食谱】红薯粥。

粳米

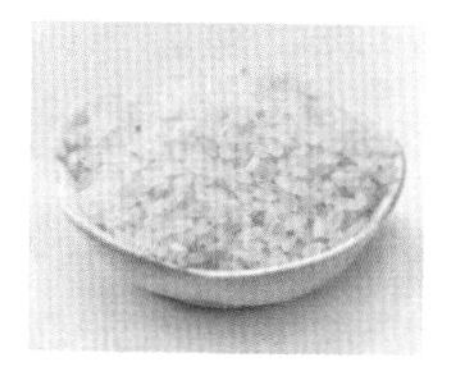

【别名】大米，白米，稻米，营米。

【食味】甘，平[1]。

【功用】补气健脾，除烦渴，止泻痢。主要用于脾胃气虚，食少纳呆，倦怠乏力，心烦口渴，泻下痢疾。

【用法用量】煮饭，熬粥，煎汤，9 ～ 30 克；或水研取汁；或制成糕点、锅巴等。建议食用至少 5 天。

【宜忌】适于绝大多数人群食用。

【推荐食谱】海带粳米粥。

绿豆

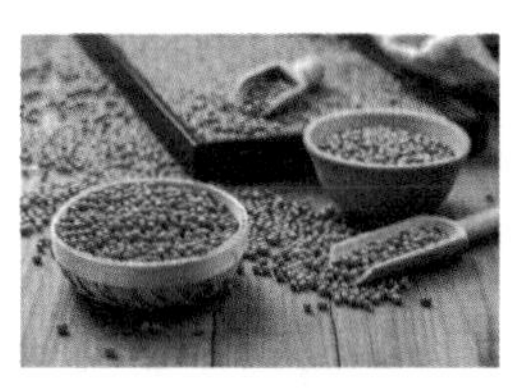

【别名】青小豆。

【食味】甘，寒[1]。

【功用】清热消暑，利水解毒。主要用于暑热烦渴，感冒发热，霍乱吐泻，痰热哮喘，头痛目赤，口舌生疮，水肿尿少，疮疡痈肿，风疹丹毒，药物及食物中毒。

【用法用量】内服：煎汤，15～30克，大剂量可用120克；或研末；或生研绞汁。外用：研末调敷。建议食用至少3天。

【宜忌】脾胃虚寒滑泄者慎服。

【推荐食谱】南瓜绿豆汤。

马铃薯

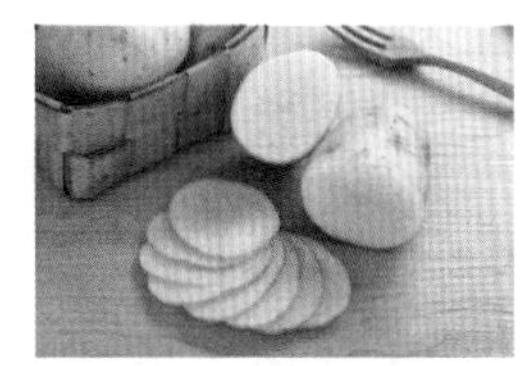

【别名】山药蛋，洋番薯，土豆，洋芋，山洋芋，地蛋，洋山芋，荷兰薯，薯仔，茨仔。

【食味】甘，平[3]。

【功用】和胃健中，解毒消肿。主要用于胃痛，痄腮，痈肿，湿疹，烫伤。

【用法用量】内服：适量，煮食或煎汤。外用：适量，捣敷，或磨汁涂。建议食用至少5天。

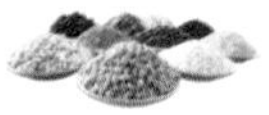

【宜忌】脾胃虚寒与糖尿病人群忌食。不宜与石榴、香蕉等同食。

【推荐食谱】马铃薯炖肉。

糯米

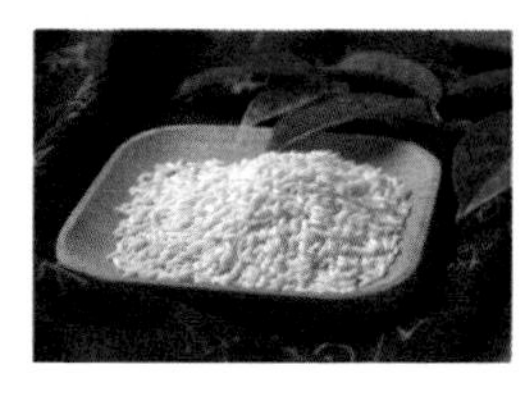

【别名】江米，元米，稻米。

【食味】甘，温[1]。

【功用】补中益气，健脾止泻，缩尿敛汗，解毒。主要用于脾胃虚寒的泄泻，霍乱吐逆，消渴尿多，自汗，痘疮，痔疮。

【用法用量】内服：煎汤，30～60克；或入丸散；或煮粥。外用：研末调敷。建议食用至少3天。

【宜忌】湿热痰火及脾滞者禁服。发热、咳嗽痰黄、腹胀者慎食；小儿、老年人、脾胃虚弱者不宜多食。

【推荐食谱】糯米花生粥。

荞麦

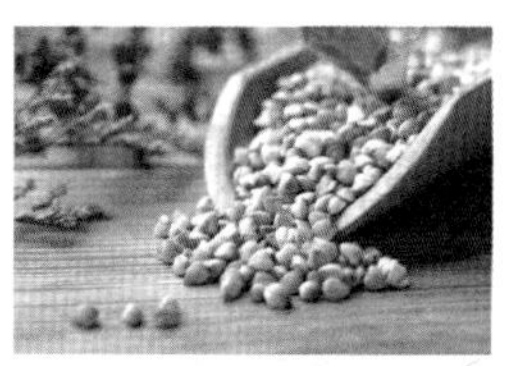

【别名】花麦，乌麦，花荞，甜荞，荞子，三角麦，莜麦。

【食味】甘，微酸，寒[1]。

【功用】健脾消积，下气宽肠，解毒敛疮。主要用于肠胃积滞，泄泻，痢疾，绞肠痧，白浊，带下，自汗，盗汗，疱疹，丹毒，痈疽，背痈，瘰疬，烫火伤。

【用法用量】内服：入丸散，或制面食服。外用：研末掺或调敷。建议食用至少5天。

【宜忌】不宜久服。脾胃虚寒者禁服。

【推荐食谱】荞麦发糕。

粟

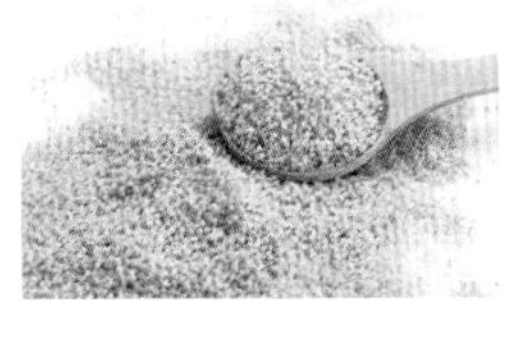

【别名】粟谷，小米，稞子，黄粟，粢米，白粱粟，硬粟，籼粟，谷子，寒粟。

【食味】甘，咸，凉。陈粟米：苦，寒[1]。

【功用】和中益肾，除热解毒。主要用于脾胃虚热，反胃呕吐，腹满食少，消渴，泻痢，烫火伤。陈粟米：除烦，止痢，利小便。

【用法用量】内服：煎汤，15～30克；或煮粥。外用：研末撒，或熬汁涂。建议食用至少3天。

【宜忌】与杏仁同食令人吐泻。

【推荐食谱】粟米山药粥。

山药

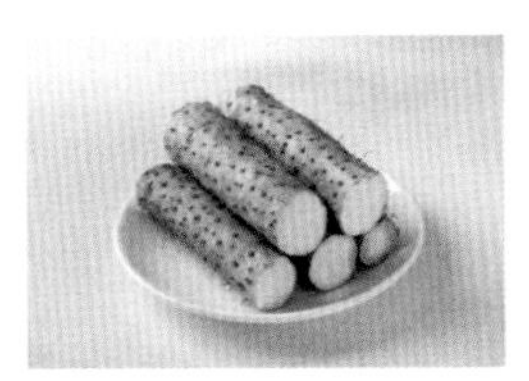

【别名】薯蓣，山芋，怀山药，白苕，白药子，诸署，署豫，玉延，修脆，王芋，薯药，蛇芋，九黄姜，野白薯，山板薯，扇子薯，佛掌薯。

【食味】甘，平[2]。

【功用】补脾养胃，生津益肺，补肾涩精[2]。主脾虚泄泻，食少浮肿，肺虚咳喘，消渴，遗精，带下，肾虚尿频，外用治痈肿、瘰疬[3]。

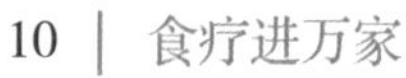

【用法用量】内服：煎汤,15～30克，大剂量60～250克；或入丸散。外用：适量，捣敷。补阴宜生用，健脾止泻宜炒黄用。建议食用至少5天。

【宜忌】虚寒证及阴性外疡少服。

【推荐食谱】山药粥[4]。

黍米

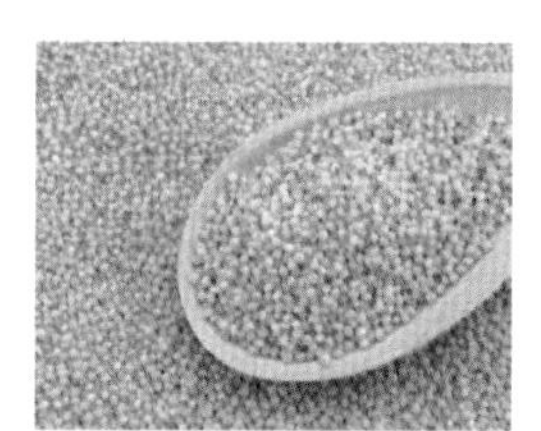

【别名】粢米，穄米，糜子果，丹穄米，稞米，穄，糜，糜子米。

【食味】甘，微温[1]。

【功用】益气补中，除烦止渴。主要用于烦渴，泻痢，吐逆，咳嗽，胃痛，小儿鹅口疮，疮痈，烫伤。

【用法用量】内服：煎汤，30～90克；煮粥或淘取泔汁。外用：研末调敷。建议食用至少5天。

【宜忌】不宜多食。

【推荐食谱】黍米发糕。

豌豆

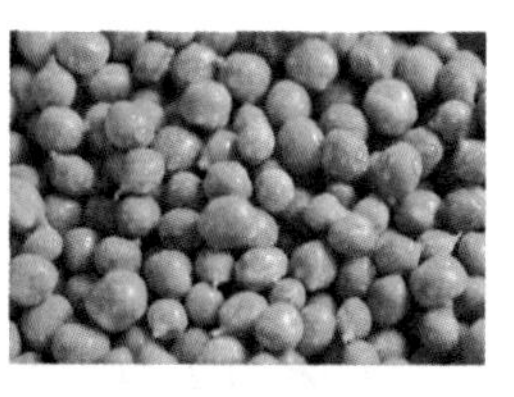

【别名】荜豆，寒豆，麦豆，雪豆，兰豆，八黑黎。

【食味】甘，平[1]。

【功用】和中下气，通乳利水，解毒。主要用于消渴，吐逆，泄利腹胀，霍乱转筋，乳少，脚气水肿，疮痈。

【用法用量】内服：煎汤，60～125 克；或煮食。外用：煎水洗，或研末调涂。建议食用至少 5 天。

【宜忌】本品不易消化，可去皮后用食盐和酥油炒后食用。

【推荐食谱】豌豆粥。

小麦

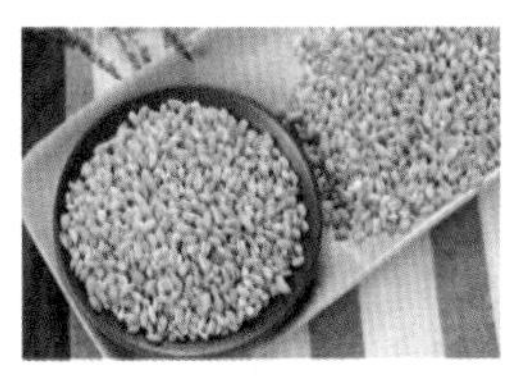

【别名】来，麸麦，浮麦，空空麦。

【食味】甘，微寒[1]。

【功用】养心除热，止渴敛汗。主要用于脏躁，烦热，虚汗，消渴，泄利，痈肿，外伤出血，烫伤。

【用法用量】内服：磨成面粉制作面食；或煎汤，50～100 克；或煮粥。外用：炒黑研末调敷，或炒黄调敷。建议食用至少 5 天。

【宜忌】多食易致气滞口渴。脾胃湿热者慎服。小儿食积者慎食。

【推荐食谱】枣馒头。

玉米

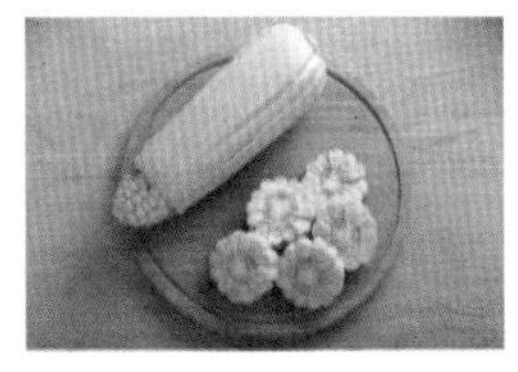

【别名】玉蜀黍，玉高粱，包谷，苞米，珍珠米，番麦，御麦，西番麦，玉麦，红须麦，薏米苞，珍珠芦粟，苞芦，鹿角黍，御米，陆谷，玉黍，西天麦，玉露秫，粟米，苞粟，纡粟，苞麦米。

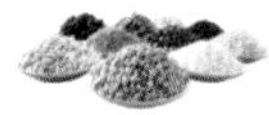

【食味】甘，平[5]。

【功用】调中开胃，利尿消肿。主要用于食欲不振，小便不利，水肿，尿路结石。

【用法用量】煮食或磨成细粉。煎汤，30 ～ 60 克。建议食用至少 5 天。

【宜忌】久食助湿损胃。鲜者助湿生虫，尤不宜多食。

【推荐食谱】清热益气汤。

薏苡仁

【别名】苡仁，苡米，米仁，尿珠子，起实，感米，薏珠子，草珠儿，薏米，薏仁，六谷米，珠珠米，药玉米，水玉米，沟子米，益米。

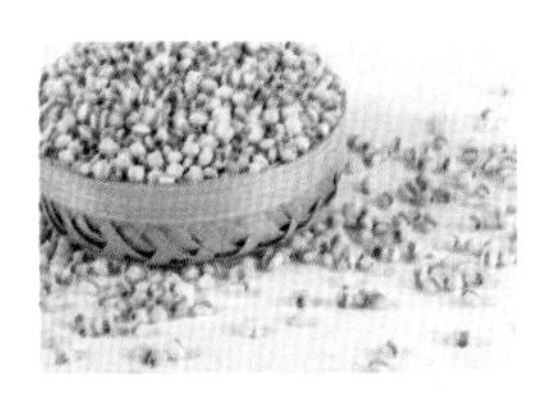

【食味】甘，淡，凉[2]。

【功用】祛湿健脾，舒筋除痹，清热排脓，解毒散结。用于水肿，脚气，小便不利，脾虚泄泻，湿痹拘挛，肺痈，肠痈，赘疣，癌肿等。

【用法用量】煎汤，或入丸散，9 ～ 30 克。建议食用至少 7 天。

【宜忌】本品力缓，宜多服久服。脾虚无湿、大便燥结及孕妇慎服。

【推荐食谱】薏仁红豆粥。

豆腐

【别名】水豆腐。

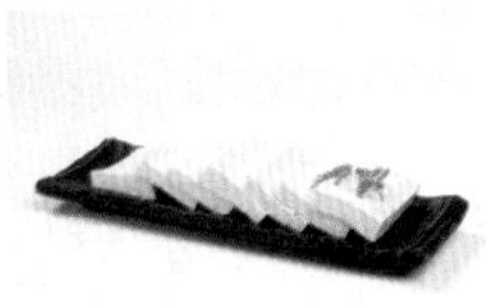

【食味】甘，凉[3]。

【功用】清热解毒，生津润燥，和中益气。主要用于目赤肿痛，肺热咳嗽，消渴，休息痢，脾虚腹胀。

【用法用量】内服：煮食，适量。外用：切片敷贴。建议食用至少3天。

【宜忌】一般人群均可食用；痛风病人，血尿酸浓度增高患者慎食。

【推荐食谱】青菜豆腐汤。

五菜类

百合

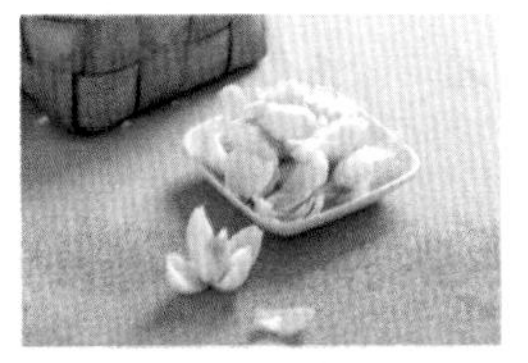

【别名】韭番，中庭，重箱，强瞿，百合蒜，摩罗，重迈，夜合花。

【食味】甘，寒[2]。

【功用】养阴润肺，清心安神[6]。用于阴虚燥咳，劳嗽咳血，虚烦惊悸，失眠多梦，精神恍惚[6]。

【用法用量】建议食用至少5天。

【宜忌】风寒咳嗽及中寒便溏者禁服[7]。不宜多服[8]。

【推荐食谱】百合荷叶粥[9]。

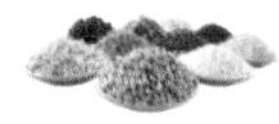

苋菜

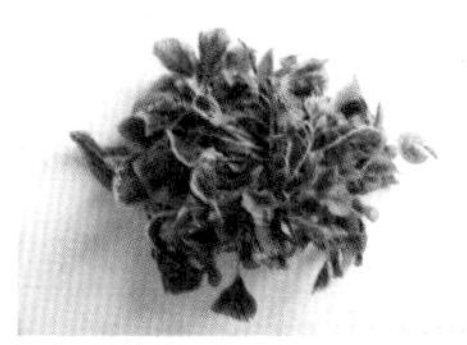

【别名】人苋，红人苋，三色苋，清香苋，秋红，雁来红，老少年，十样锦。

【食味】甘，微寒[7]。

【功用】清热解毒，通利二便。用于痢疾，二便不通，蛇虫蜇伤，疮毒[9]。

【用法用量】建议食用至少5天。

【宜忌】脾虚便溏者慎服[10]。

【推荐食谱】凉拌三苋[9]。

杜仲叶

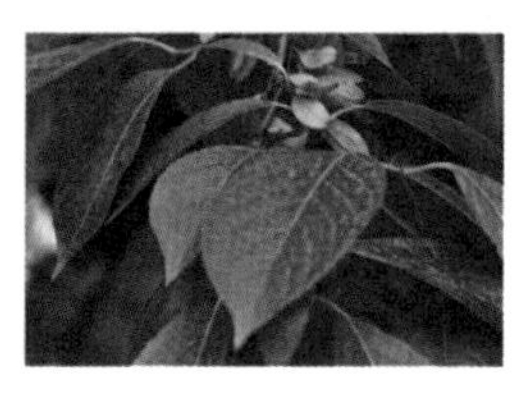

【别名】丝棉树，丝棉皮，玉丝皮。

【食味】微辛，温[7]。

【功用】补肝肾，强筋骨，降血压[11]。用于腰背疼痛，足膝酸软乏力，高血压病[11]。

【用法用量】建议食用至少3天。

【宜忌】一般人均可食用。

【推荐食谱】杜仲叶金樱子茶。

蒲公英

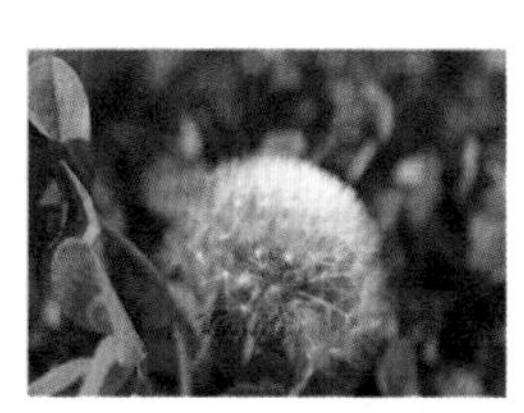

【别名】蒲公草，凫公英，仆公英，仆公罂，地丁，孛孛丁。

【食味】苦，甘，寒[2]。

【功用】清热解毒，消肿散结，利

尿通淋[12]。用于疔疮肿毒，乳痈，瘰疬，目赤，咽痛，肺痈，肠痈，湿热黄疸，热淋涩痛[12]。

【用法用量】建议食用至少 3 天。

【宜忌】非实热之证及阴疽者慎服[7]。

【推荐食谱】蒲公英粥[4]。

白菜

【别名】青菜，油白菜，小油菜，小青菜。

【食味】甘，凉[9]。

【功用】解热除烦，生津止渴，清肺消痰，通利胃肠[9]。用于肺热咳嗽，消渴，便秘，食积，丹毒，漆疮[9]。

【用法用量】建议食用至少 5 天。

【宜忌】脾胃虚寒，大便溏薄者慎服[9]。

【推荐食谱】白菜萝卜汤[9]。

韭菜

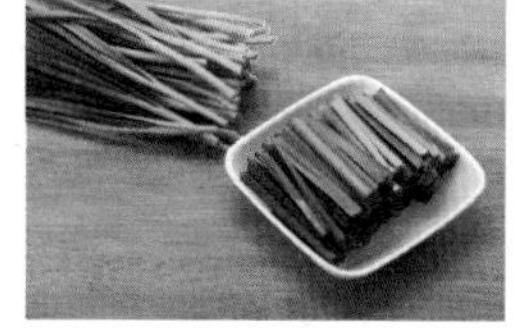

【别名】长生韭，壮阳草，扁菜，起阳草，丰本，草钟乳，懒人菜。

【食味】辛，温[7]。

【功用】补肾，温中，散瘀，解毒[12]。用于肾虚阳痿，胃寒腹痛，噎膈反胃，胸痹疼痛，衄血，吐血，尿血，痢疾，痔疮，痈疮肿毒，漆疮，跌打损伤[12]。

【宜忌】一般人均可食用。

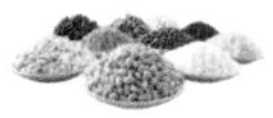

【用法用量】建议食用至少 3 天。

【推荐食谱】姜韭牛奶茶[9]。

辣椒

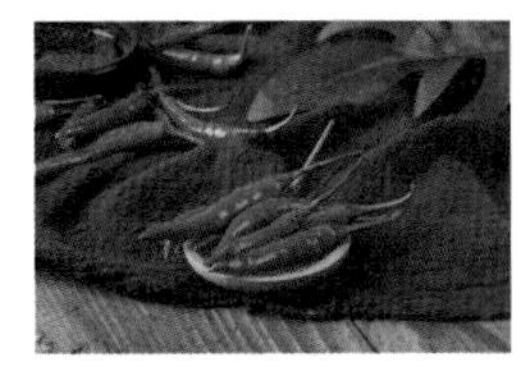

【别名】海椒，辣子，番椒，辣茄，牛角椒，辣虎，腊茄，辣角，鸡嘴椒，红海椒。

【食味】辛，热[9]。

【功用】温中散寒，下气消食[9]。用于胃寒气滞，脘腹胀痛，呕吐，泻痢，风湿痛，冻疮[9]。

【用法用量】建议食用至少 1 天。

【宜忌】食之走风动火，病目，发疮痔；凡血虚有火者忌服[13]。

【推荐食谱】酿辣椒。

莲藕

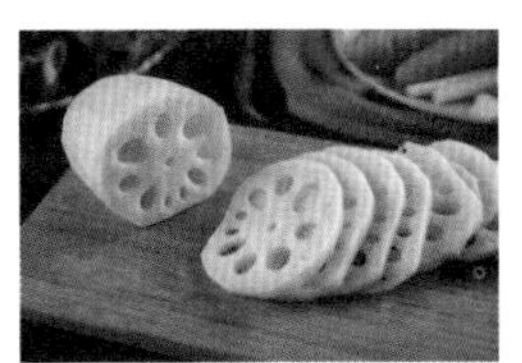

【别名】光旁，藕。

【食味】甘，寒[9]。

【功用】清热生津，凉血，散瘀，止血[9]。用于热病烦渴，吐衄，下血[9]。

【用法用量】建议食用至少 3 天。

【宜忌】脾胃虚寒者不宜生食；煮藕时宜用砂锅，忌铁器[14]。

【推荐食谱】莲藕粥[4]。

槐花

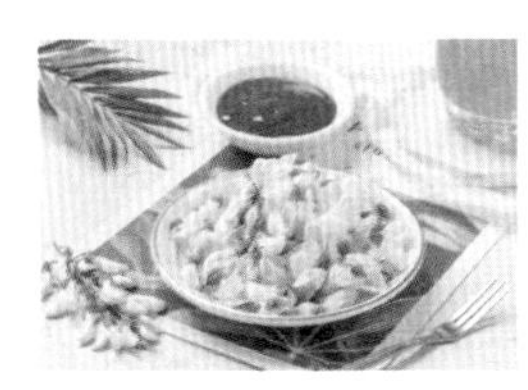

【别名】槐蕊，白槐，金药树花。

【食味】苦，微寒[2]。

【功用】凉血止血，清肝泻火[15]。用于便血，痔血，血痢，崩漏，吐血，衄血，肝热目赤，头痛眩晕[15]。

【用法用量】建议食用至少 3 天。

【宜忌】脾胃虚寒及阴虚发热而无实火者慎服[15]。

【推荐食谱】槐花金银酒[16]。

马齿苋

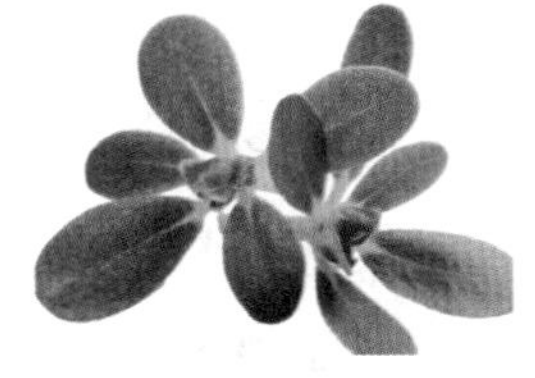

【别名】马齿草，马齿菜，长寿菜，耐旱菜，五行草，长命菜，五方草，瓜子菜，麻绳菜。

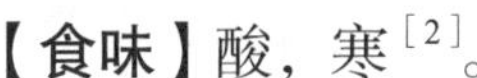

【食味】酸，寒[2]。

【功用】清热解毒，凉血止血，止痢[11]。用于热毒血痢，痈肿疔疮，湿疹，丹毒，蛇虫咬伤，便血，痔血，崩漏下血[11]。

【用法用量】建议食用至少 3 天。

【宜忌】脾虚便溏者及孕妇慎服[11]。不得与鳖甲同入[17]。

【推荐食谱】马齿苋薏米粥[9]。

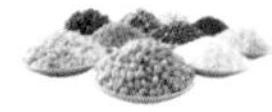

冬瓜

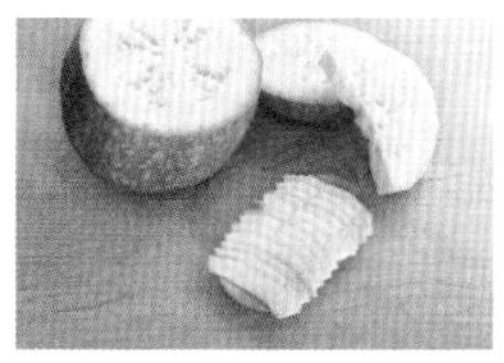

【别名】白瓜，水芝，白冬瓜，地芝，东瓜，枕瓜，濮瓜，麻巴闷烘。

【食味】甘，淡，微寒[7]。

【功用】利尿，清热，化痰，生津，解毒[18]。用于水肿胀满，淋证，脚气，痰喘，暑热烦闷，消渴，痈肿痔漏，解丹石毒、鱼毒、酒毒[18]。

【用法用量】建议食用至少 3 天。

【宜忌】脾胃虚寒者不宜过食[18]。

【推荐食谱】冬瓜汤。

番茄

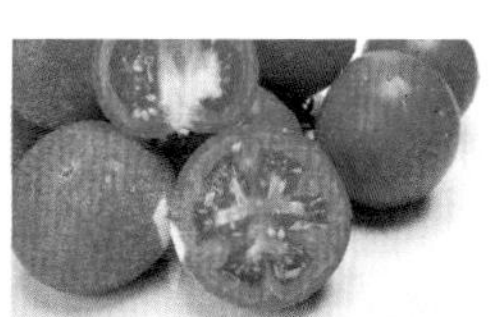

【别名】蕃柿，西红柿，洋柿子。

【食味】甘，酸，性微寒[7]。

【功用】生津止渴，健胃消食，清热消暑，补肾利尿[18]。用于热病伤津口渴，食欲不振，暑热内盛等病症[18]。

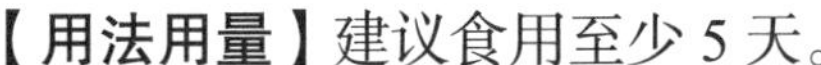

【用法用量】建议食用至少 5 天。

【宜忌】脾胃虚寒者慎服[18]。

【推荐食谱】凉拌西红柿。

黄瓜

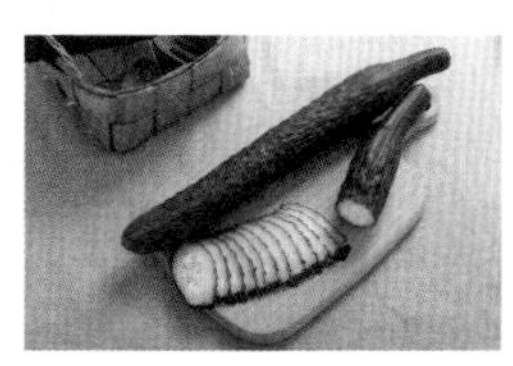

【别名】胡瓜，王瓜，刺瓜，滇常，滇扇。

【**食味**】甘，凉。

【**功用**】清热，利水，解毒，利尿降压[7]。用于热病口渴，小便短赤，水肿尿少，食欲不振，暑热内盛等病症[18]。

【**用法用量**】建议食用至少 5 天。

【**宜忌**】中寒吐泻及病后体弱者禁服[18]。

【**推荐食谱**】大蒜拌黄瓜。

苦瓜

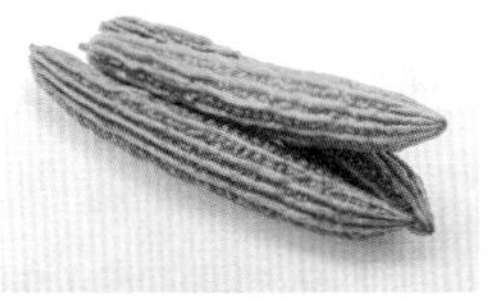

【**别名**】凉瓜，癞瓜，红姑娘，癞葡萄，锦荔枝，红羊。

【**食味**】苦，寒[7]。

【**功用**】祛暑涤热，明目，解毒[18]。

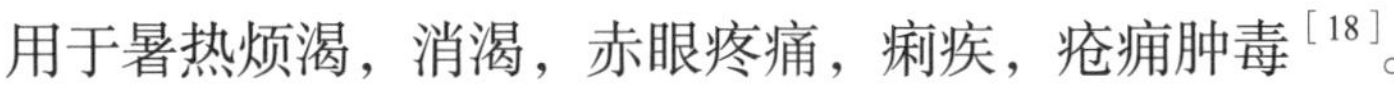

用于暑热烦渴，消渴，赤眼疼痛，痢疾，疮痈肿毒[18]。

【**用法用量**】建议食用至少 3 天。

【**宜忌**】脾胃虚寒者慎服[18]。

【**推荐食谱**】苦瓜沫。

香菜

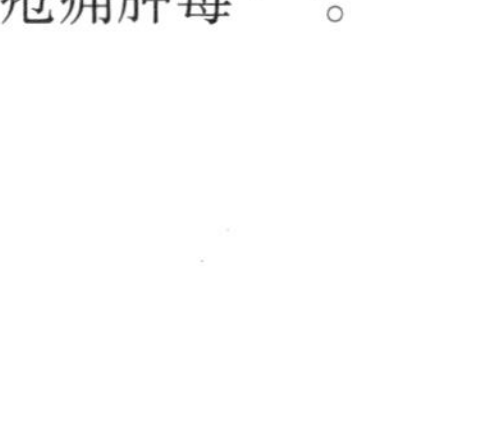

【**别名**】胡荽，香菜，园荽，蔗荽，芫荽，胡蕴。

【**食味**】辛，温[7]。

【**功用**】发汗透疹，消食下气[18]。用于感冒风寒，微热无汗，麻疹透发不畅；脾胃不和，食欲不振[18]。

【**用法用量**】建议食用至少 1 天。

【**宜忌**】疹出已透，或虽未透出而热毒壅滞，非风寒外

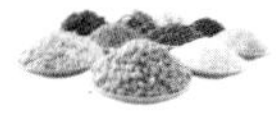

束者禁服[18]。

【推荐食谱】芫苏汤。

香菇

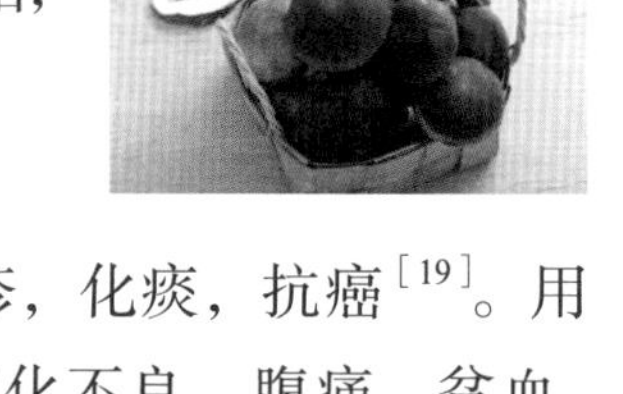

【别名】香蕈，台菌，石蕈，香信，冬菇，菊花菇，香蕈，台蕈。

【食味】甘，平[7]。

【功用】扶正，益气开胃，透疹，化痰，抗癌[19]。用于正气衰弱，神倦乏力，纳呆，消化不良，腹痛，贫血，佝偻病，高血压病，高脂血症，慢性肝炎，盗汗，小便不禁，水肿，麻疹透发不畅，荨麻疹，毒菇中毒，肿瘤[19]。

【用法用量】建议食用至少 3 天。

【宜忌】脾胃寒湿气滞者禁服[19]。

【推荐食谱】红枣香菇汤。

香椿

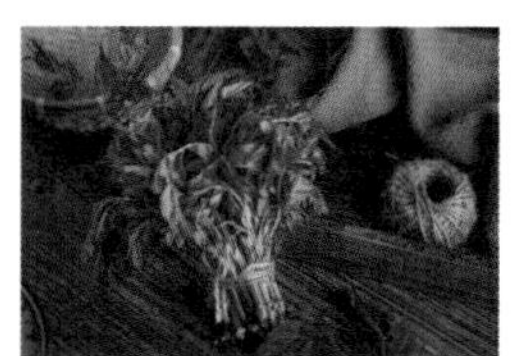

【别名】椿木叶，春尖叶，香椿叶，香椿芽，香椿头，锐叶，窝栏，蛀样，茹约。

【食味】苦，湿，温[20]。

【功用】清热解毒，健胃理气，润肤明目，杀虫。用于疮疡，脱发，目赤，肺热咳嗽等病症[6]。

【用法用量】建议食用至少 1 天。

【宜忌】脾胃寒湿气滞者禁服[6]。

【推荐食谱】香椿青酱意面。

茭白

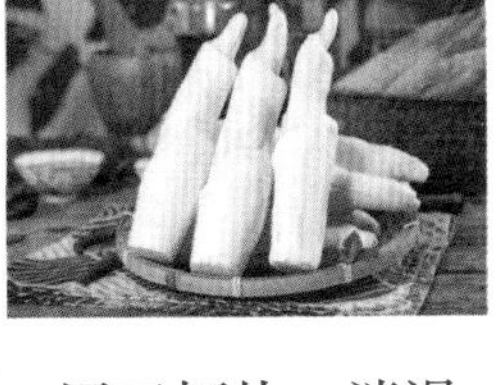

【别名】茭首，茭瓜，出隧，绿节，茭首。

【食味】甘，寒。

【功用】解热毒，除烦渴，利二便[7]。用于烦热，消渴，二便不通，黄疸，痢疾，热淋，目赤，乳汁不下，疮疡[18]。

【用法用量】建议食用至少 3 天。

【宜忌】脾虚泄泻者慎服[18]。

【推荐食谱】茭白汤。

芹菜

【别名】旱芹，药芹，香芹，野芹，蒲芹。

【食味】甘，辛，微苦，凉[7]。

【功用】平肝，清热，祛风，止血，利水，解毒[18]。用于肝阳眩晕，风热头痛，咳嗽，黄疸，小便淋痛，尿血，崩漏，带下，疮疡肿毒[18]。

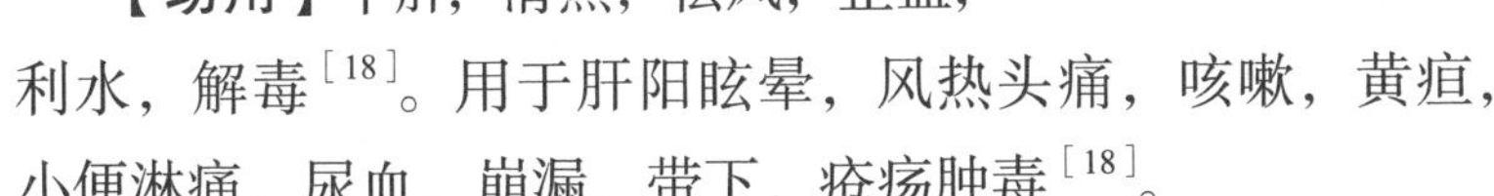

【用法用量】建议食用至少 5 天。

【宜忌】脾胃虚寒，肠滑不固者食之宜慎。

【推荐食谱】芹菜车前汤。

瓠瓜

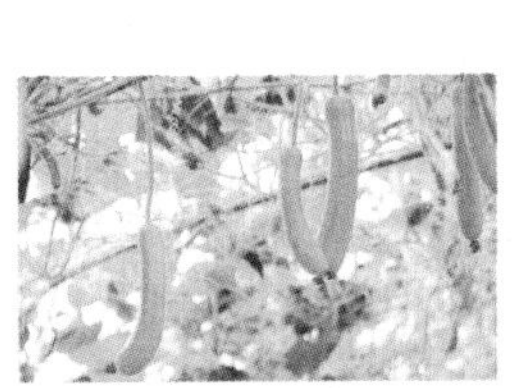

【别名】甜瓠，天瓠，龙蜜瓜，甘瓠，净街槌，葫芦瓜，龙密瓜，天瓜，

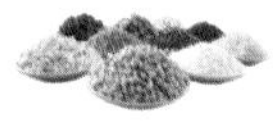

长瓠，扁蒲。

【食味】甘，凉[7]。

【功用】利水，清热，止渴，除烦[18]。用于水肿腹胀，烦热口渴，疮毒[18]。

【用法用量】建议食用至少3天。

【宜忌】中寒者禁服[18]。脾胃虚寒者慎食。

【推荐食谱】葫芦双皮汤[4]。

黄花菜

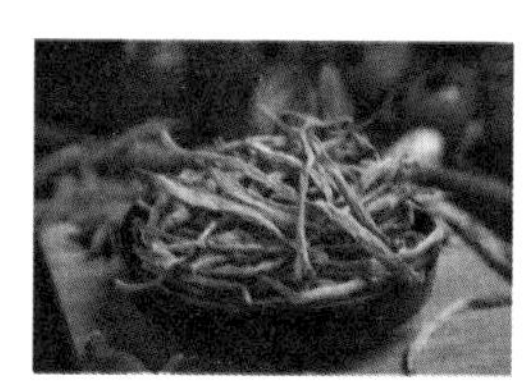

【别名】连珠炮，条参，绿葱根，镇心丹，金针菜，野皮菜，真金花，鸡脚参，小提药，鸡药葛根，风尾一枝蒿，萱草，臭矢菜，羊角草，向天癀，黄花蝴蝶草，蚝猪钻床。

【食味】苦，辛，温，生吃有毒[7]。

【功用】散瘀消肿，祛风止痛，生肌疗疮[7]。用于跌打肿痛，劳伤腰痛，疝气疼痛，头痛；疮疡溃烂，耳尖流脓，眼红痒痛，白带淋浊[7]。

【用法用量】建议食用至少3天。

【宜忌】生品食之有毒，禁服[7]。

【推荐食谱】黄花菜黄豆汤[4]。

胡葱

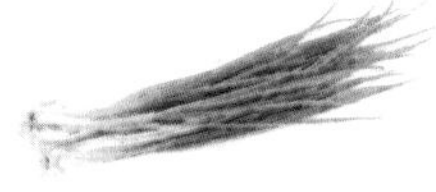

【别名】分葱，冬葱，蒜葱，冻葱，葫葱，科葱。

【**食味**】辛，温，无毒。

【**功用**】温中，下气[21]。用于水肿，胀满，肿毒[21]。

【**用法用量**】建议食用至少 3 天。

【**宜忌**】久服之，令人多忘，根发痼疾[22]。

【**推荐食谱**】葱豉粥。

鹰嘴豆

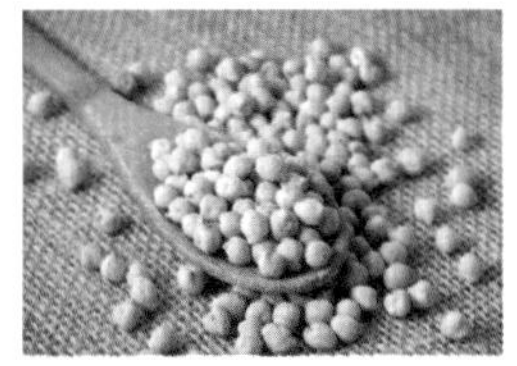

【**别名**】回鹘豆，桃豆，鸡豆，诺胡提，鹰咀豆，胡豆子，那合豆，香豆子，鸡头豆。

【**食味**】甘，平[15]。

【**功用**】清热解毒[7]。用于消渴，肝炎，脚气[7]。

【**用法用量**】建议食用至少 3 天。

【**宜忌**】须与盐煮食之[23]。

【**推荐食谱**】鹰嘴豆饭团。

蕨菜

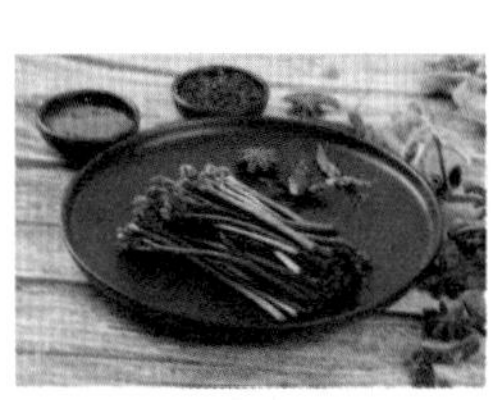

【**别名**】甜蕨，山风尾，蕨儿菜，拳头菜。

【**食味**】甘，寒。

【**功用**】清热，滑肠，降气，化痰。用于食膈，气膈，肠风热毒。

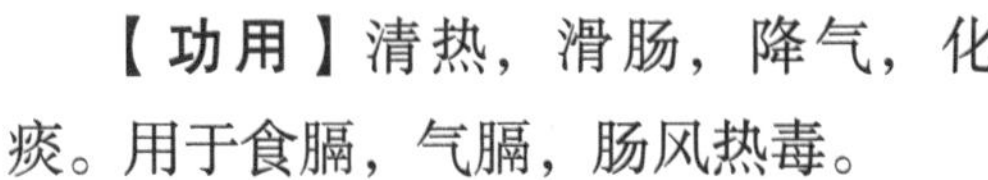

【**用法用量**】建议食用至少 2 天。

【**宜忌**】脾胃虚寒者慎用，普通人也不宜多食。

【**推荐食谱**】蕨菜炒腊肉。

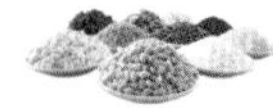

叶甜菜

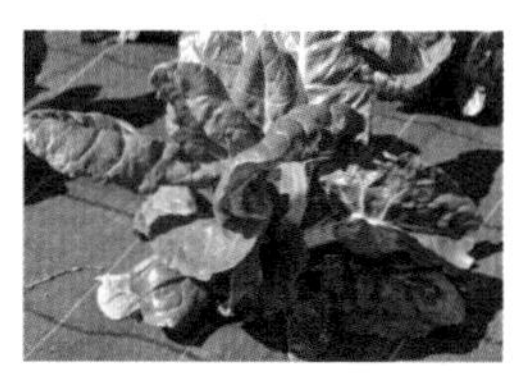

【别名】牛皮菜，厚皮菜，光菜，猪麻菜，甜菜，石菜，莙荙菜。

【食味】甘，苦，寒[7]。

【功用】清热解毒，行瘀止血[5]。用于时行热病，痔疮，麻疹透发不畅，吐血，热毒下痢，闭经，淋浊，痈肿，跌打损伤，蛇虫伤[5]。

【用法用量】建议食用至少2天。

【宜忌】脾虚人服之，则有腹痛之患；气虚人服之，则有动气之忧；滑肠人服之，则有泄泻之虞[3]。

【推荐食谱】莙荙菜炒鹰嘴豆。

海带

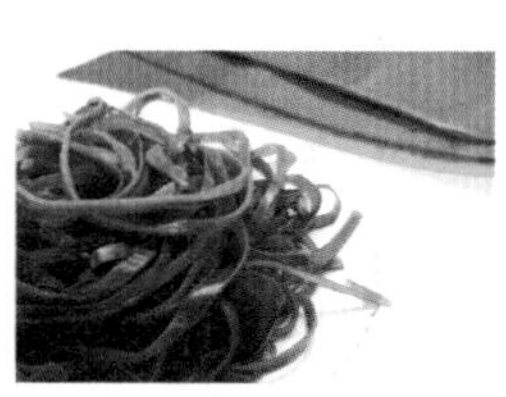

【别名】纶布，昆布，江白菜，裙带菜。

【食味】酸咸，寒，无毒[24]。

【功用】清热解毒，软坚，消痰，利水，降血压。用治咽喉肿痛，疮疖肿毒，痰火瘰疬，瘿瘤，痰饮水肿。

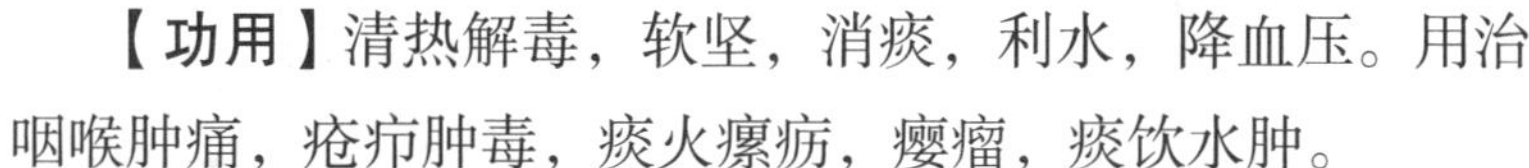

【用法用量】建议食用至少3天。

【宜忌】脾胃虚寒蕴湿者忌服[25]。

【推荐食谱】糖醋海带。

竹笋

【别名】竹萌，竹芽，竹胎。

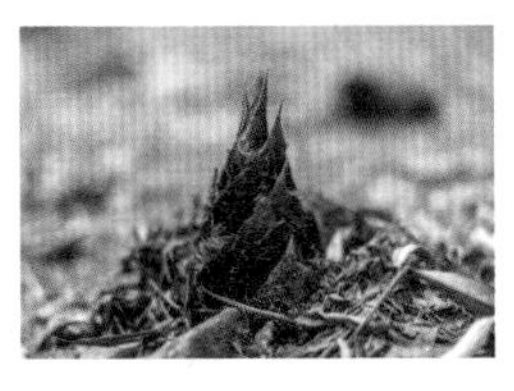

【食味】苦，寒，无毒[10]。

【功用】消渴，利小便，益气[26]。用于热病烦渴，湿热黄疸，小便不利，脚气。

【用法用量】建议食用至少 2 天。

【宜忌】脾胃虚寒蕴湿者忌服[25]。

【推荐食谱】油焖春笋。

鱼腥草

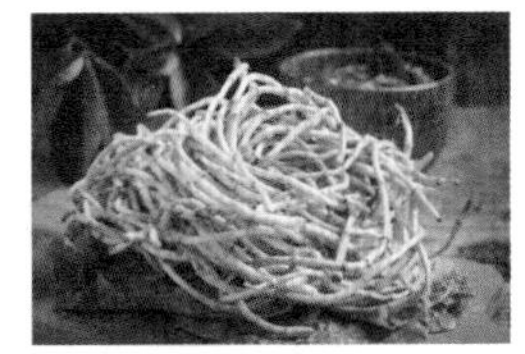

【别名】岑草，折耳菜，折耳根，野花麦，九节莲，肺形草，臭菜，臭腥草，臭根草，臭灵丹，侧耳根，狗腥草，野花麦，猪姆耳，臭质草。

【食味】辛，微温[21]。

【功用】清热解毒，清痈排脓，利尿通淋。用于肺痈吐脓，痰热喘咳，热痢，热淋，痈肿疮毒。

【用法用量】建议食用至少 1 天。

【宜忌】虚寒证及阴性外疡忌服。

【推荐食谱】炒鱼腥草。

银耳

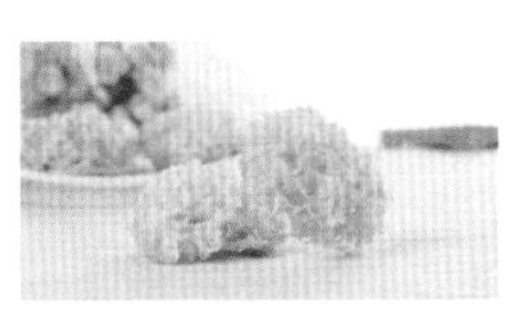

【别名】白木耳，雪耳，白耳子，银耳子，五鼎芝。

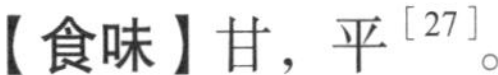

【食味】甘，平[27]。

【功用】补肺益气，养阴润燥。用于病后体虚，肺虚久

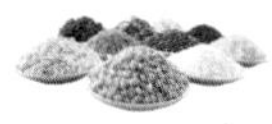

咳，痰中带血，崩漏，大便秘结，高血压病，血管硬化[27]。

【用法用量】建议食用至少 3 天。

【宜忌】风寒咳嗽者忌用[28]。

【推荐食谱】清炒银耳虾仁。

萝卜

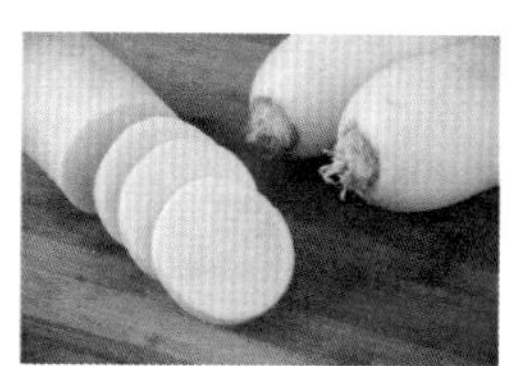

【别名】莱菔，荠根，萝欠，芦菔，萝白紫菘，秦菘，萝臼，紫花菜，菜头。

【食味】辛甘，温，无毒[29]。

【功用】主吞酸，化积滞，解酒毒，散瘀血[21]。用于食积胀满，咳嗽失音，吐血，衄血，消渴，痢疾，偏正头痛[3]。

【用法用量】建议食用至少 1 天。

【宜忌】体质弱者，脾胃虚寒，胃及十二指肠溃疡，慢性胃炎，单纯甲状腺肿，先兆流产，子宫脱垂者不宜多吃。

【推荐食谱】萝卜煲鲍鱼[4]。

薤白

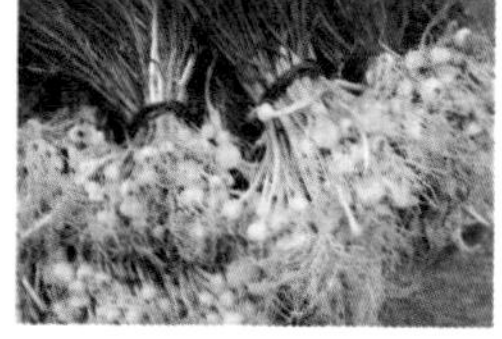

【别名】薤根，大头菜子，野蒜，小独蒜，小蒜，宅蒜，薤白头。

【食味】苦辛，温，滑，无毒[30]。

【功用】理气，宽胸，通阳，散结[7]。用于胸痹心痛彻背，脘痞不舒，干呕，泻痢后重，疮疖[7]。

【用法用量】建议食用至少 3 天。

【宜忌】气虚胃弱者慎用。

【**推荐食谱**】薤白炒鸡蛋。

枸杞叶

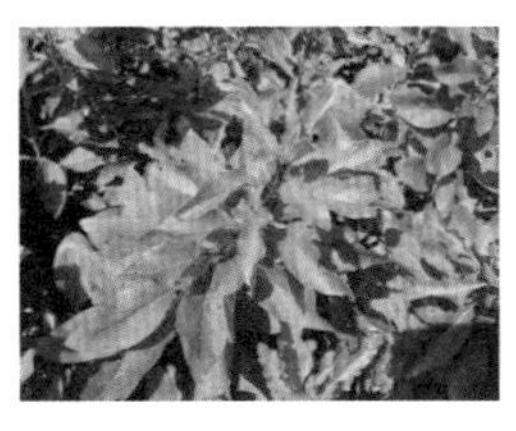

【**别名**】地仙苗，甜菜，枸杞尖，天精草，枸杞苗，枸杞菜，枸杞头。

【**食味**】苦，平，涩，无毒[30]。

【**功用**】补虚益精，清热止渴，祛风明目[31]。用于虚劳发热，烦渴，目赤昏痛，障翳夜盲，崩漏带下，热毒疮肿[7]。

【**用法用量**】建议食用至少3天。

【**宜忌**】不可与奶酪同食[31]。

【**推荐食谱**】枸杞叶粥[32]。

菠菜

【**别名**】红根菜，赤根菜，鹦鹉菜，甜菜，飞龙菜。

【**食味**】甘，平[7]。

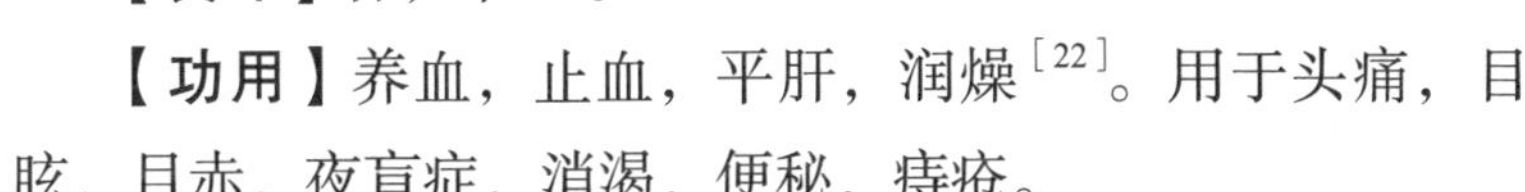

【**功用**】养血，止血，平肝，润燥[22]。用于头痛，目眩，目赤，夜盲症，消渴，便秘，痔疮。

【**用法用量**】建议食用至少1天。

【**宜忌**】一般人群均可食用。不可多食，多食令人作泻。

【**推荐食谱**】菠菜粥。

大葱

【**别名**】葱茎白，葱白头，火葱。

 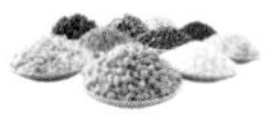

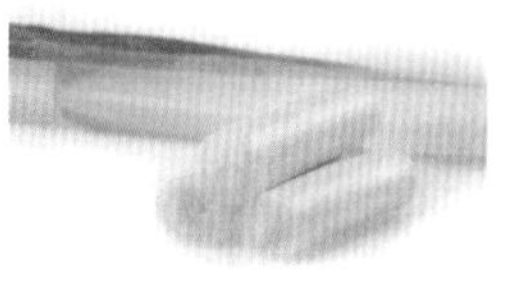

【食味】辛，温[7]。

【功用】发表，通阳，解毒[27]。用于感冒风寒，阴寒腹痛，二便不通，痢疾，疮痈肿痛，虫积腹痛[27]。

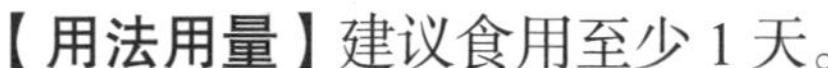

【用法用量】建议食用至少1天。

【宜忌】表虚多汗者慎服[17]。

【推荐食谱】葱白粳米粥。

刀豆

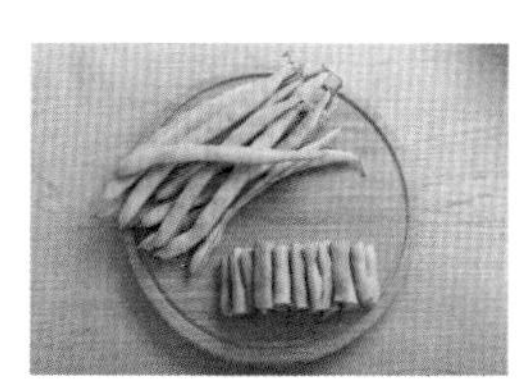

【别名】挟剑豆，野刀板藤，葛豆，刀豆角，刀板豆。

【食味】甘，温[2]。

【功用】温中，下气，止呃[2]。用于虚寒呃逆，呕吐[2]。

【用法用量】建议食用至少1天。

【宜忌】一般人群均可食用。

【推荐食谱】刀豆炒腰片。

胡萝卜

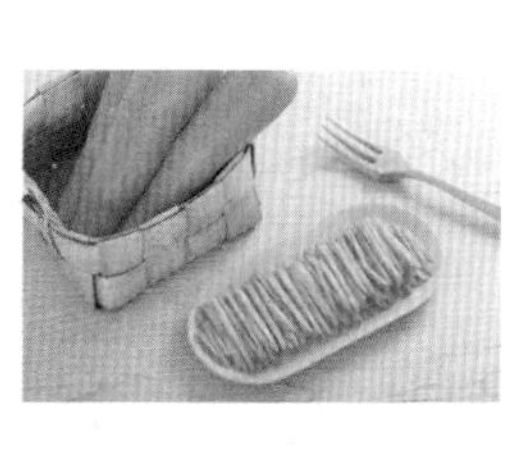

【别名】黄萝卜，金笋，红萝卜，胡芦菔，红芦菔。

【食味】甘，辛，平[7]。

【功用】健脾和中，滋肝明目，化痰止咳，清热解毒[3]。用于脾虚食少，体虚乏力，脘腹痛，泻痢，视物昏花，夜盲，咳喘，百日咳，咽喉肿痛，麻疹，水疸，疖肿，汤火伤，痔漏[3]。

【用法用量】建议食用至少3天。

【宜忌】适宜于正常人或病后体虚调养。宜熟食，生食易伤脾胃。

【推荐食谱】炒胡萝卜酱。

甘蓝

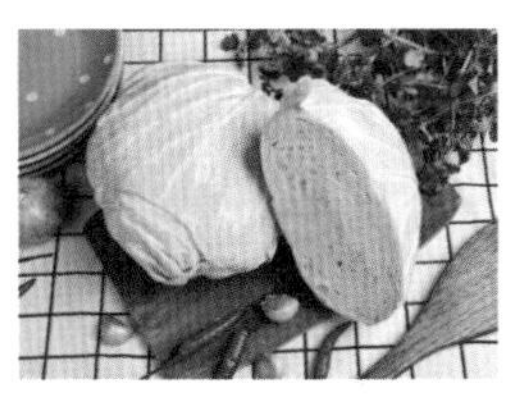

【别名】葵花白菜，包心菜，洋白菜，卷心菜，包菜。

【食味】甘，平[7]。

【功用】清利湿热，止痛，益肾通络[33]。用于黄疸，胃脘胀痛，关节不利[33]。

【用法用量】建议食用至少3天。

【宜忌】一般人群均可食用。

【推荐食谱】甘蓝汁。

南瓜

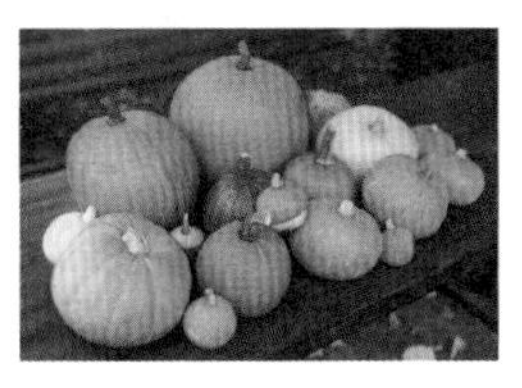

【别名】倭瓜，番瓜，阴瓜，金冬瓜，北瓜。

【食味】甘，平[7]。

【功用】解毒消肿[18]。用于肺痈，哮证，痈肿，烫伤，毒蜂螫伤[18]。

【用法用量】建议食用至少3天。

【宜忌】凡患气滞湿阻之病，忌服[34]。

【推荐食谱】南瓜排骨汤。

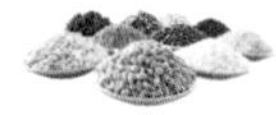

洋葱

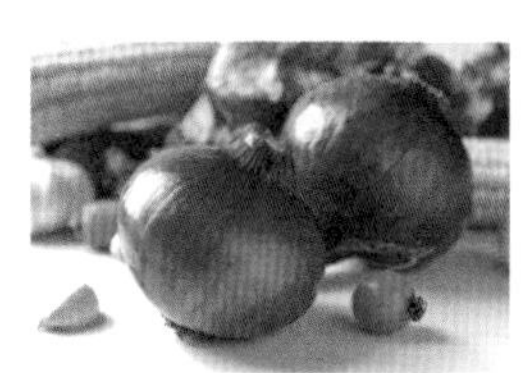

【别名】玉葱，浑提葱，洋葱头。

【食味】辛，甘，温[7]。

【功用】健胃理气，杀虫，降血脂[12]。用于食少腹胀，创伤，溃疡，滴虫性阴道炎，高脂血症[12]。

【用法用量】建议食用至少 3 天。

【宜忌】一般人均可食用。

【推荐食谱】清炒洋葱。

蘑菇

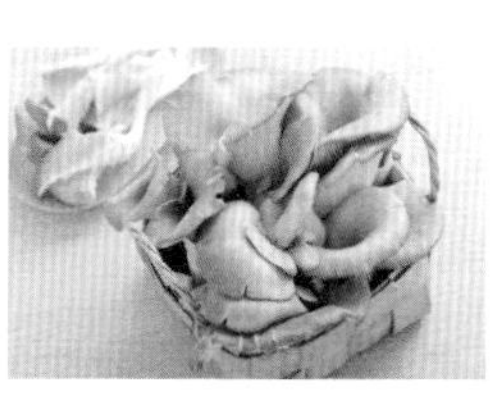

【别名】蘑菰，麻菰，鸡足蘑菇，蘑菇草。

【食味】甘，平[7]。

【功用】健脾开胃，平肝提神[19]。用于饮食不消，纳呆，乳汁不足，高血压病，神倦欲眠[19]。

【用法用量】建议食用至少 3 天。

【宜忌】一般人均可食用。

【推荐食谱】蘑菇炒青菜。

木耳

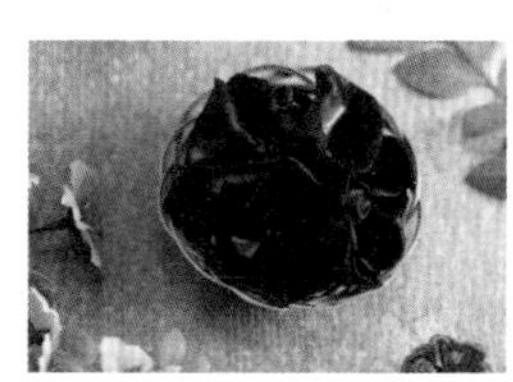

【别名】蕈草，树鸡，黑木耳，木菌，云耳，耳子。

【食味】甘，平[7]。

【功用】补益气血，润肺止咳，止血[19]。用于虚劳，血证，妇女崩漏，跌打伤痛[19]。

【用法用量】建议食用至少 3 天。

【宜忌】虚寒溏泻者慎服[19]。

【推荐食谱】木耳红枣汤。

黄芽白

【别名】黄芽菜，黄矮菜，花交菜，大白芽，卷心白。

【食味】甘，平。

【功用】利肠胃，除胸烦，解酒渴，利大小便，和中止嗽[13]。用于肺热咳嗽，便秘，丹毒，漆疮[17]。

【用法用量】建议食用至少 3 天。

【宜忌】脾胃虚寒者慎用[33]。

【推荐食谱】虾仁黄芽菜。

芥菜

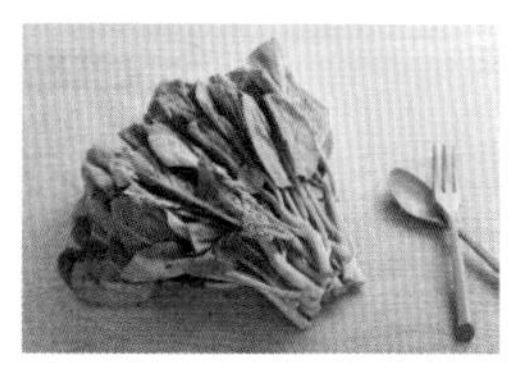

【别名】大芥，黄芥，皱叶芥，霜不老，冲菜，盖菜，凤尾菜，排菜，苦芥，大叶芥菜，皱叶芥菜，多裂叶芥。

【食味】辛，温。

【功用】利肺豁痰，消肿散结。用于寒饮咳嗽，痰滞气逆，胸膈满闷，砂淋，石淋，牙龈肿烂，乳痈，痔肿，冻

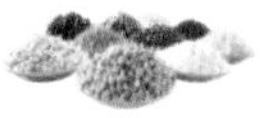

疮，漆疮[33]。

【用法用量】建议食用至少 1 天。

【宜忌】目疾，疮疡，痔疮，便血及阴虚火旺之人慎食。久食则积温成热，辛散太甚，耗人真元，肝木受病，昏人眼目，发人疮痔[21]。

【推荐食谱】肉末炒芥菜。

蕹菜

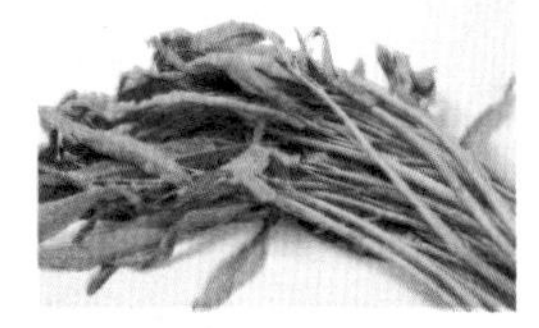

【别名】空心菜，空筒菜，无心菜，翁菜，水蕹菜，瓮菜，藤藤菜，通菜，通菜蓊，通心菜。

【食味】甘，寒[7]。

【功用】凉血清热，利湿解毒。用于鼻衄，便血，尿血，便秘，淋浊，痔疮，痈肿，蜇伤，蛇虫咬伤[35]。

【用法用量】建议食用至少 3 天。

【宜忌】一般人均可食用。

【推荐食谱】蕹菜粥。

苦苣

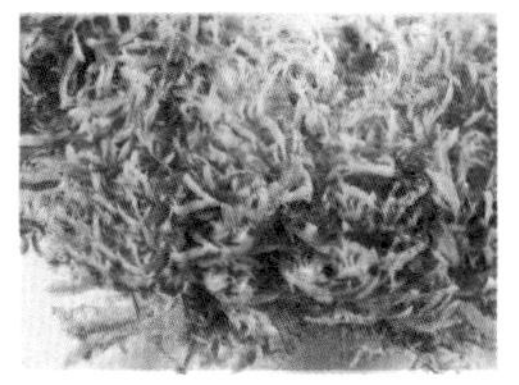

【别名】苦菊，苦菜，荼草，游冬，盘儿草，野苦荬，苦马菜，老鸦苦荬，苦荬，天香菜，滇苦菜。

【食味】苦，寒。

【功用】清热解毒，凉血止血。用于肠炎，痢疾，黄疸，淋证，咽喉肿痛，口疮，痈疮肿毒，乳痈，痔瘘，虫蛇咬伤，血证，崩漏[12]。

【**用法用量**】建议食用至少 1 天。

【**宜忌**】脾胃虚寒者忌之。

【**推荐食谱**】苦菊煎鸡蛋。

芦笋

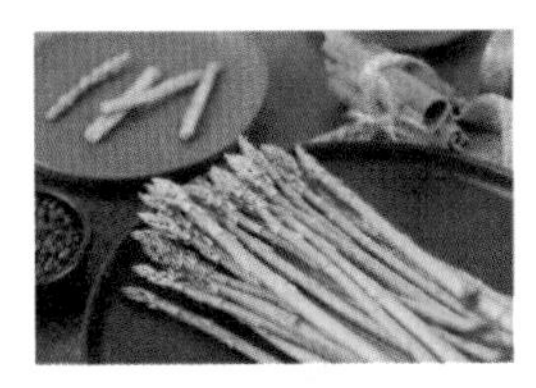

【**别名**】荻笋，南荻笋，笋尖，包芦，芦尖。

【**食味**】甘，寒[7]。

【**功用**】清热生津，利水通淋。用于口渴心烦，肺痈，肺痿，淋病，小便不利，并解食鱼、肉中毒[12]。

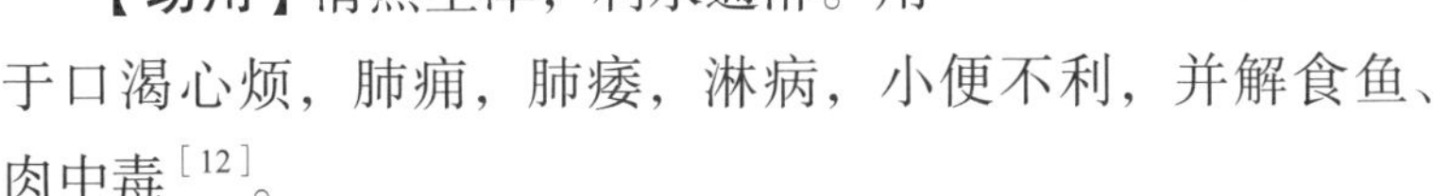

【**用法用量**】建议食用至少 3 天。

【**宜忌**】脾胃虚寒者慎服。

【**推荐食谱**】芦笋粥。

茄子

【**别名**】落苏，昆仑瓜，草鳖甲，酪酥，昆仑紫瓜，矮瓜，吊菜子。

【**食味**】甘，凉。

【**功用**】清热，活血，消肿。用于肠风下血，跌打损伤，热毒疮痈，乳痈，皮肤溃疡。

【**用法用量**】建议食用至少 3 天。

【**宜忌**】脾胃虚寒，消化不良，容易腹泻者不宜多食[23]。

【**推荐食谱**】鱼香茄子煲。

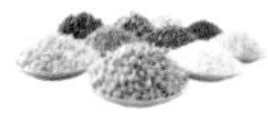

莴苣

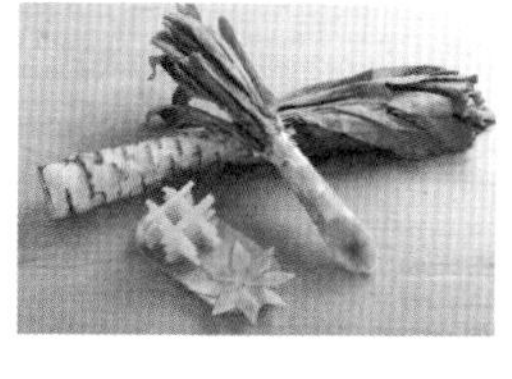

【别名】千金菜，莴笋，莴菜，苣笋。

【食味】苦，甘，凉。

【功用】利尿，通乳，清热解毒。用于小便不利，尿血，乳汁不通，虫蛇咬伤，沙虱水肿毒。

【用法用量】建议食用至少 3 天。

【宜忌】脾胃虚弱者慎服。

【推荐食谱】莴笋炒木耳。

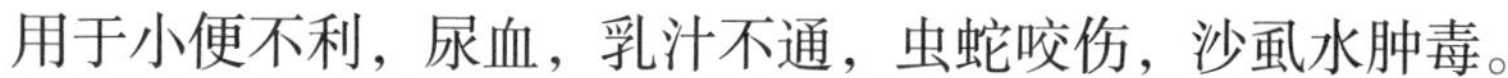

猴头菇

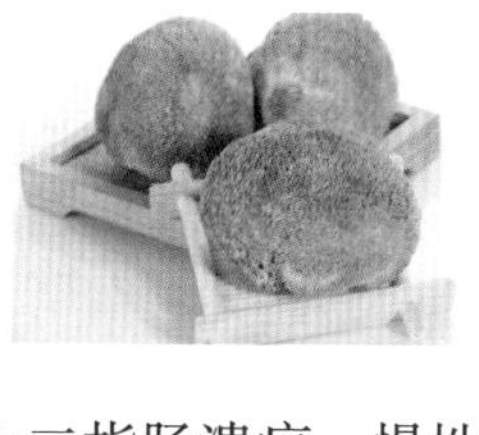

【别名】猬菌，刺猬菌，小刺猴头，猴菇，猴头菇。

【食味】甘，平。

【功用】健脾养胃，安神，抗癌。用于体虚乏力，消化不良，失眠，胃与十二指肠溃疡，慢性胃炎，消化道肿瘤[7]。

【用法用量】建议食用至少 3 天。

【宜忌】一般人群均可食用。

【推荐食谱】猴头菇汤[36]。

皱叶冬寒菜

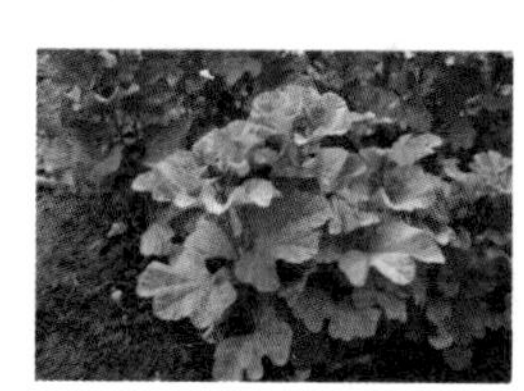

【别名】冬葵，滑菜，葵菜，冬寒菜，冬苋菜，薪菜，皱叶锦葵。

【食味】甘，寒[2]。

【功用】利水，滑肠，下乳[7]。用于二便不通，淋病，水肿，妇女乳汁不行，乳房肿痛[9]。

【用法用量】建议食用至少 3 天。

【宜忌】脾虚肠滑者忌服，孕妇慎服[37]。

【推荐食谱】鸡蒙葵菜。

落葵

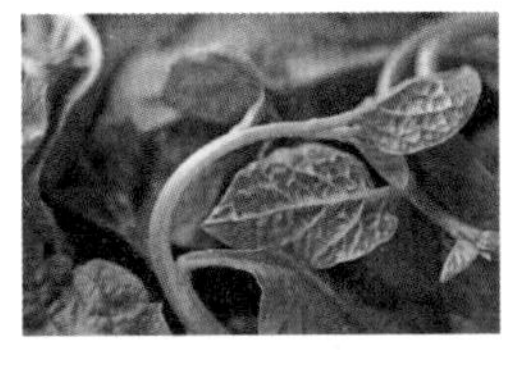

【别名】藤菜，木耳菜，豆腐菜，紫角叶，潺菜。

【药性】甘酸，寒。

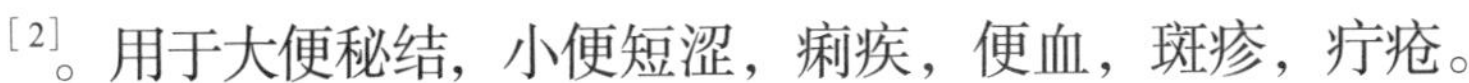

【功用】清热，滑肠，凉血，解毒[2]。用于大便秘结，小便短涩，痢疾，便血，斑疹，疔疮。

【用法用量】建议食用至少 3 天。

【宜忌】脾胃虚寒者禁食。孕妇忌服[21]。

【推荐食谱】清炒木耳菜。

荠菜

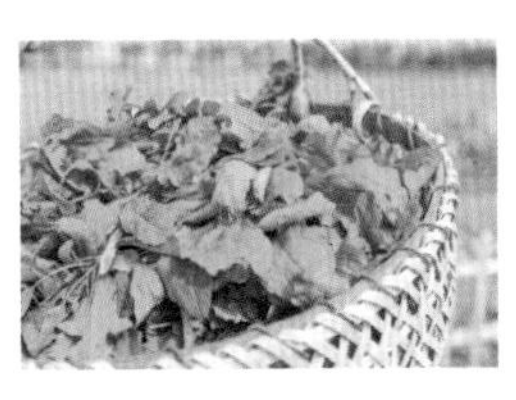

【别名】荠，护生草，鸡心菜，净肠草，清明菜，地米菜。

【药性】甘，平。

【功用】和脾，利水，止血，明目[2]。用于痢疾，水肿，淋病，乳糜尿，吐血，便血，血崩，月经过多，目赤疼痛。

【用法用量】建议食用至少 1 天。

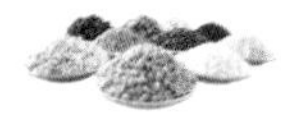

【**宜忌**】有实火，邪热者忌服。中寒有痞者禁服[25]。火热暴注泄泻不宜用，小便不禁及精气滑脱因于阴虚火炽而得者，不宜用[17]。

【**推荐食谱**】凉拌荠菜[9]。

水芹

【**别名**】水芹菜，野芹菜。

【**药性**】甘，辛，凉。

【**功用**】清热，利水[7]。用于暴热烦渴，黄疸，水肿，淋病，带下，瘰疬，痄腮[7]。

【**用法用量**】建议食用至少 3 天。

【**宜忌**】脾胃虚弱，中气寒乏者禁食。

【**推荐食谱**】清炒水芹菜。

丝瓜

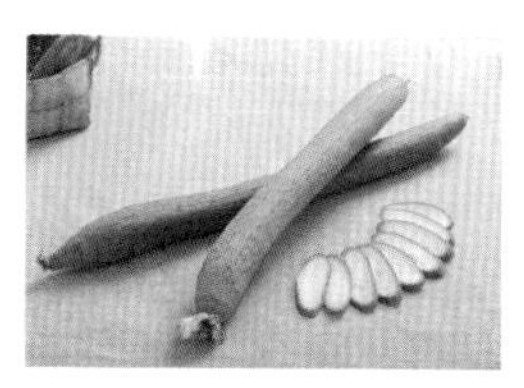

【**别名**】天丝瓜，天罗，蛮瓜，绵瓜，布瓜，天罗瓜，鱼鲛，天吊瓜，纯阳瓜，天络丝，天罗布瓜，锅罗瓜，天罗絮，菜瓜，水瓜，缣瓜，絮瓜，砌瓜。

【**药性**】甘，凉[2]。

【**功用**】清热，化痰，凉血，解毒[2]。用于热病身热烦渴，痰喘咳嗽，肠风痔漏，崩漏，血淋，疔疮，乳汁不通，痈肿[15]。

【**用法用量**】建议食用至少 2 天。

【宜忌】不宜多食，损命门相火，令人倒阳不举。丝瓜嫩者寒滑，多食易腹泻[15]。

【推荐食谱】丝瓜面[16]。

薹菜

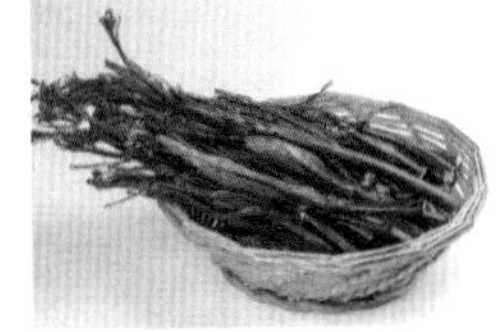

【别名】胡菜，寒菜，芸薹菜，薹芥，青菜，红油菜。

【药性】辛，甘，平[2]。

【功用】凉血散血，解毒消肿[11]。用于血痢，丹毒，热毒疮肿，乳痈，风疹，吐血[11]。

【用法用量】建议食用至少 3 天。

【宜忌】麻疹后，疮疥，目疾患者不宜食。狐臭人食之，病加剧。发风动气，凡患腰脚口齿诸病，产后，痧痘，疮家痼疾，时感皆忌[34]。

【推荐食谱】炒薹菜。

肉　类

鸡肉

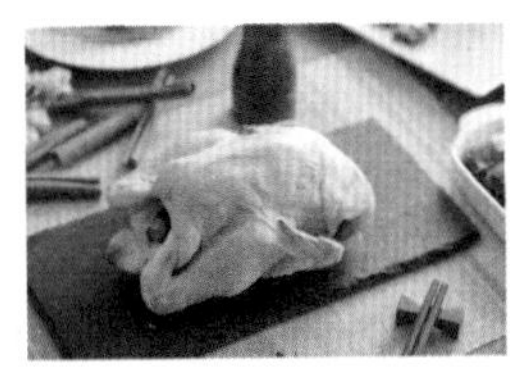

【别名】无。

【食味】甘，微温[38]。

【功用】温中补脾，益气养血，补肾益精[38]。用于脾胃虚弱，气血不

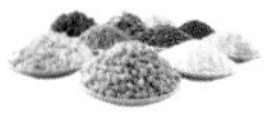

足，肾虚遗精，脾虚水肿，疮疡久不愈合。

【用法用量】建议食用至少 3 天。

【宜忌】癌症患者，尿毒症患者忌食。

【推荐食谱】百合粳米鸡[39]。

乌鸡肉

【别名】乌骨鸡，药鸡，武山鸡，羊毛鸡，绒毛鸡。

【食味】甘，平[38]。

【功用】滋阴清热，补肝益肾，健脾止泻。用于补虚强身，消渴，心腹疼痛，带下，噤口痢[38]。

【用法用量】建议食用至少 3 天。

【宜忌】体胖、患严重皮肤疾病者宜少食或忌食，患严重外感疾患时不宜食用。

【推荐食谱】莲子银杏炖乌鸡[40]。

鸭肉

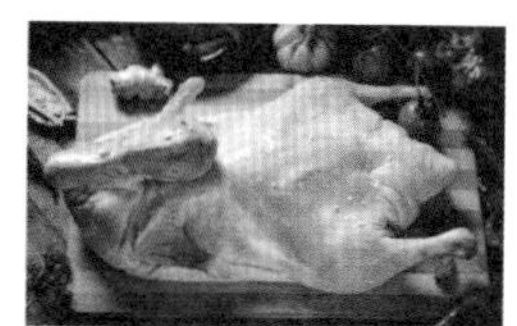

【别名】无。

【食味】甘，咸，微凉[38]。

【功用】补阴益血，清虚热，利水[38]。主要用于咳嗽痰少，头晕头痛，水肿，小便不利[38]。

【用法用量】建议食用至少 3 天。

【宜忌】脾胃阴虚、经常腹泻者忌用，不能与龟肉、鳖肉同食[38]。

【推荐食谱】莲子鲜鸭[39]。

猪肉

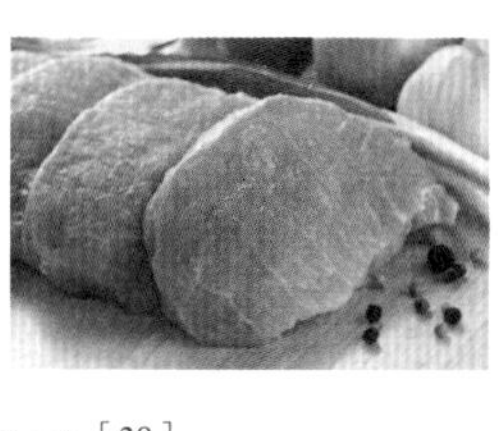

【别名】豚肉，家肉。

【食味】甘，平[38]。

【功用】滋阴，润燥，补血。用于温热病后，肺燥咳嗽，大便秘结，气血虚亏[38]。

【用法用量】建议食用至少3天。

【宜忌】肥胖、血脂过高、冠心病、高血压者慎用或忌用[38]。

【推荐食谱】南瓜肉末汤。

鹅肉

【别名】家雁。

【食味】甘，平[40]。

【功用】益气补虚，和胃止渴[41]。用于体虚，消渴，乏力，气短，纳少，腰膝酸软[40]。

【用法用量】建议食用至少2天。

【宜忌】皮肤病、淋巴结结核患者不宜食用[42]。

【推荐食谱】香麻鹅脯[39]。

牛肉

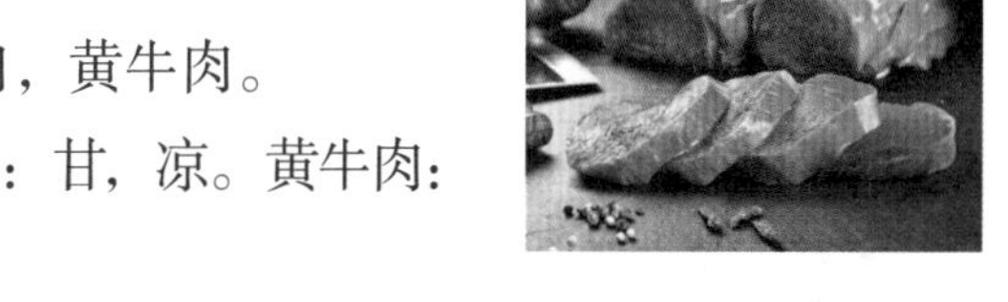

【别名】水牛肉，黄牛肉。

【食味】水牛肉：甘，凉。黄牛肉：甘，温[40]。

【功用】补脾胃，益精血，强筋骨[40]。用于虚损羸瘦，

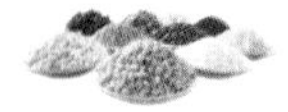

消渴，脾弱不运，痞积，水肿，腰膝酸软[41]。

【用法用量】建议食用至少 3 天。

【宜忌】消化力弱、高甘油三酯、高胆固醇者不宜食用[42]。

【推荐食谱】胡萝卜烧牛肉[39]。

羊肉

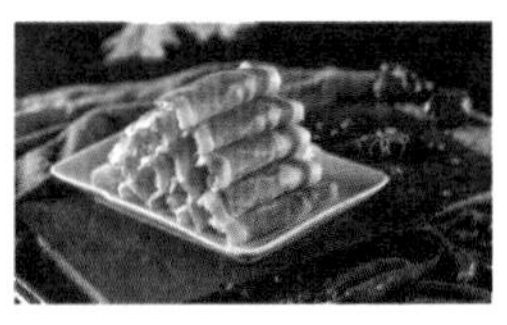

【别名】羯肉。

【食味】甘，热[40]。

【功用】健脾温中，补肾壮阳，益气养血[40]。用于治虚劳羸瘦，腰膝酸软，产后虚冷，腹疼，寒疝，中虚反胃[41]。

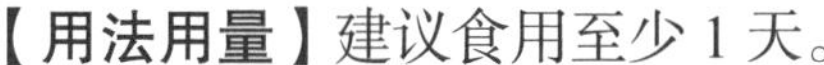

【用法用量】建议食用至少 1 天。

【宜忌】外感病邪和素体有热者不宜食用[38]。

【推荐食谱】萝卜羊肉汤[39]。

马肉

【别名】无。

【食味】甘酸，寒[41]。

【功用】强筋健骨，补益气血。主要用于气血不足，营养不良，腰酸腿软，适宜动脉硬化、冠心病和高血压患者[39]。

【用法用量】建议食用至少 3 天。

【宜忌】孕妇忌食，患有痢疾、疥疮之人忌食[39]。

【推荐食谱】马肉炖枸杞子[39]。

驴肉

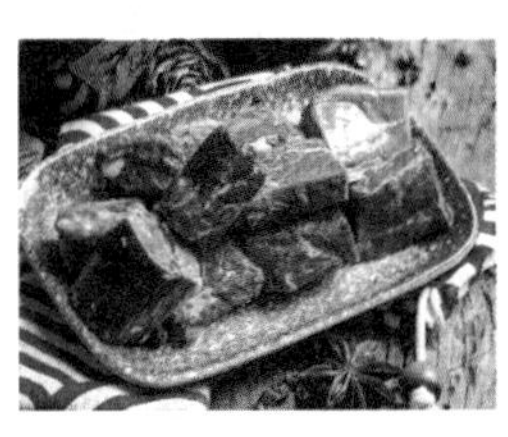

【别名】毛驴肉。

【食味】甘，酸，平[40]。

【功用】益气补血。主要用于劳损，心烦，忧愁不乐[40]。

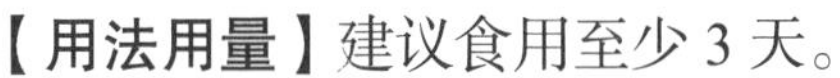

【用法用量】建议食用至少 3 天。

【宜忌】孕妇、脾胃虚寒、慢性肠炎、腹泻者不宜食用[39]。

【推荐食谱】驴肉煲汤[39]。

兔肉

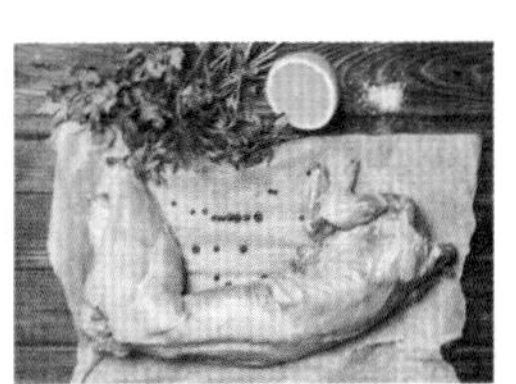

【别名】无。

【食味】甘，寒[40]。

【功用】健脾补中，凉血解毒[40]。用于消渴，胃热便血[41]。

【用法用量】建议食用至少 3 天。

【宜忌】脾胃虚寒者不宜服[40]。

【推荐食谱】小炒兔肉。

鸽肉

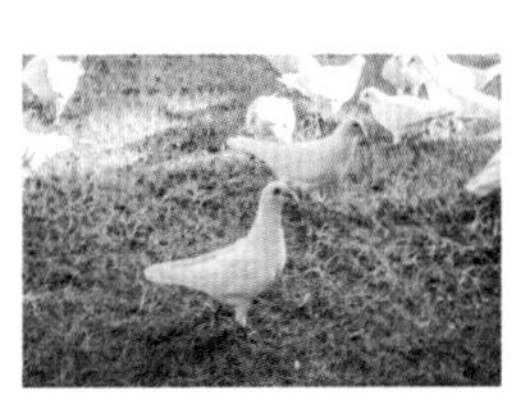

【别名】鹁鸽，飞奴。

【食味】咸，平[40]。

【功用】滋肾补气，解毒祛风，调经止痛[43]。用于虚羸，消渴，久疟，妇女血虚经闭，恶疮疥癣[41]。

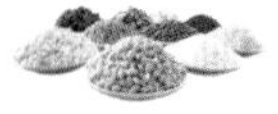

【用法用量】建议食用至少 1 天。

【宜忌】食积胃热者不宜多食[40]。

【推荐食谱】鸽子汤。

对虾

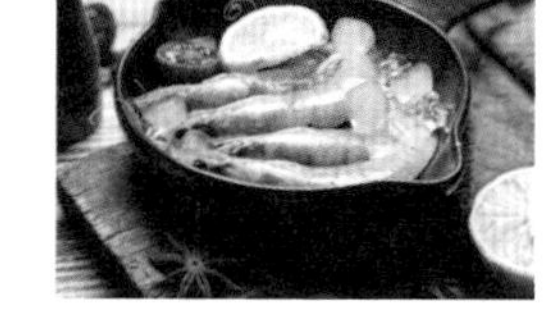

【别名】明虾，大虾，海虾。

【食味】甘，咸，温[40]。

【功用】补肾壮阳，滋阴息风。用于阳痿，乳疮，乳少，皮肤溃疡[40]。

【用法用量】建议食用至少 3 天。

【宜忌】阴虚火旺和疮肿及皮肤病患者忌食[40]。

【推荐食谱】红烧对虾。

中华绒螯蟹

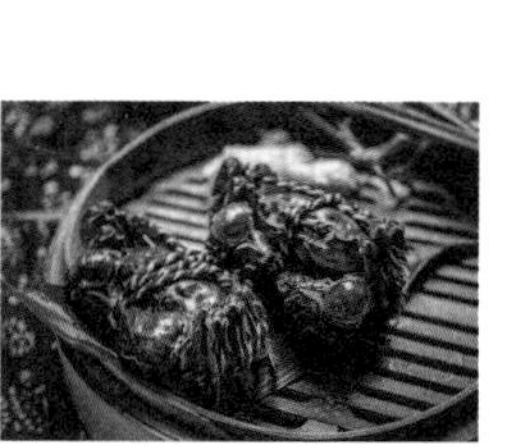

【别名】河蟹，毛蟹，大闸蟹，清水蟹。

【食味】咸，寒[40]。

【功用】清热散瘀，消肿解毒[40]。用于筋骨损伤，疥癣，漆疮，烫伤[41]。

【用法用量】建议食用至少 1 天。

【宜忌】外邪未清，脾胃虚寒及患风疾者慎服[41]。

【推荐食谱】清蒸螃蟹[39]。

乌龟

【别名】金龟。

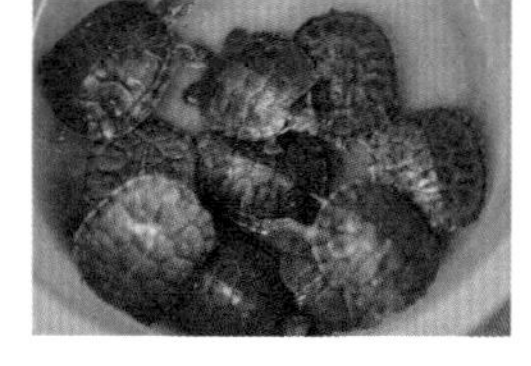

【食味】甘，咸，平[40]。

【功用】益阴补血[41]。用于血虚体弱，骨蒸潮热，久咳咯血，筋骨疼痛，子宫脱垂，糖尿病[40]。

【用法用量】建议食用至少3天。

【宜忌】胃有寒湿者忌服[40]。

【推荐食谱】红烧乌龟肉。

鳖

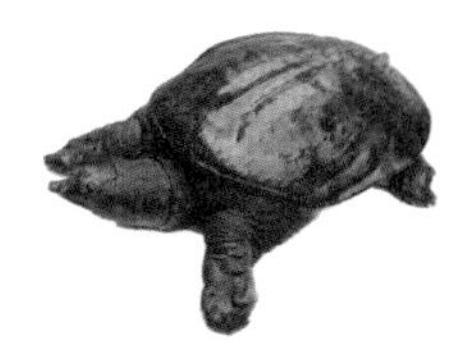

【别名】甲鱼，水鱼，团鱼，元鱼。

【食味】甘，平[40]。

【功用】补中益气，滋阴养血[38]。用于肝脾肿大，手足抽动，偶发痉厥，小便频数，心烦健忘，遗尿及遗精[40]。

【用法用量】建议食用至少3天。

【宜忌】脾肾阳虚及孕妇慎服[40]。

【推荐食谱】清炖马蹄鳖。

黄鳝

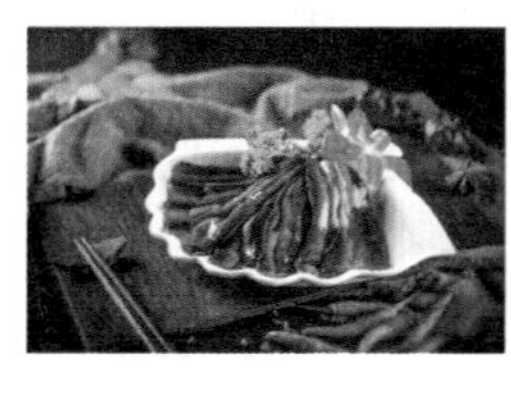

【别名】长鱼。

【食味】甘，平[39]。

【功用】益气血，补肝肾，强筋骨，祛风湿。用于虚劳咳嗽，虚劳腰痛，肾虚阳痿，风湿骨痛，血虚，痔疮，便血[40]。

【用法用量】建议食用至少2天。

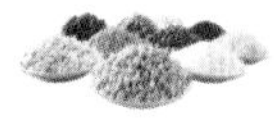

【宜忌】虚热及外感病患者慎服[40]。

【推荐食谱】清炖鳝鱼。

泥鳅

【别名】鱼鳅，泥鳅鱼。

【食味】甘，平[40]。

【功用】补中气，祛湿邪。用于消渴，阳痿，传染性肝炎，痔疮，疥癣[41]。

【用法用量】建议食用至少2天。

【宜忌】一般人均可食用。

【推荐食谱】泥鳅豆腐煲[39]。

牡蛎

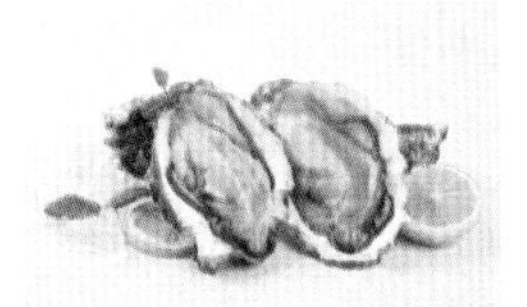

【别名】蛎蛤，左顾牡蛎，牡蛤，海蛎子壳，海蛎子皮，海蛎子，蛎黄，生蚝。

【食味】微寒，咸[39]。

【功用】敛阴潜阳，止汗涩精，化痰软坚。用于眩晕，自汗，盗汗，遗精，淋浊，崩漏，带下，瘰疬瘿瘤[41]。

【用法用量】建议食用至少2天。

【宜忌】不宜与糖同食，与啤酒同食易发痛风，不宜生吃[39]。

【推荐食谱】洋葱牡蛎[39]。

田螺

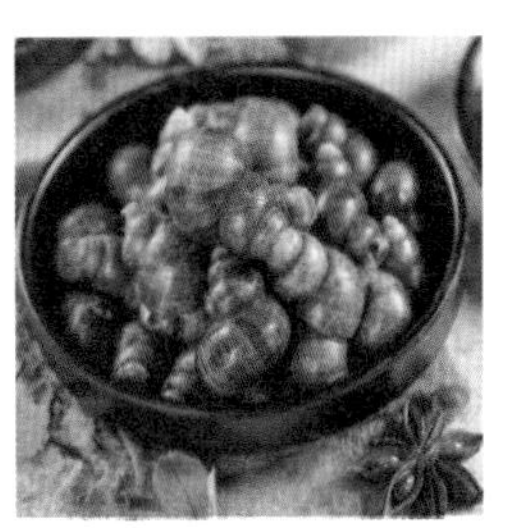

【别名】中国圆田螺，黄螺，田中螺。

【食味】寒，甘，咸[39]。

【功用】清热，利水。用于热结小便不通，黄疸，脚气，水肿，消渴，痔疮，便血，目赤肿痛，疔疮肿痛[41]。

【用法用量】建议食用至少2天。

【宜忌】目病者，非风热不宜用[44]。

【推荐食谱】爆炒田螺[39]。

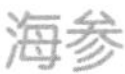

海参

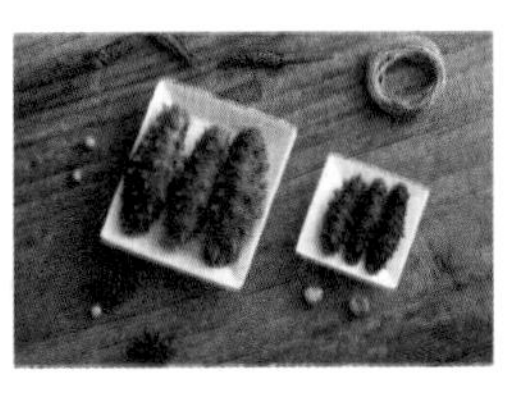

【别名】海鼠，辽参，海男子。

【食味】甘，咸，平[40]。

【功用】补肾益精，养血润燥，止血。用于高血压，遗尿，外伤出血，皮肤干燥[40]。

【用法用量】建议食用至少5天，宜配涩味而用[45]。

【宜忌】脾弱不运，痰多便滑，客邪未尽者，均不可食[34]。泻痢、遗精者忌之。

【推荐食谱】鸡丝海参汤。

扇贝

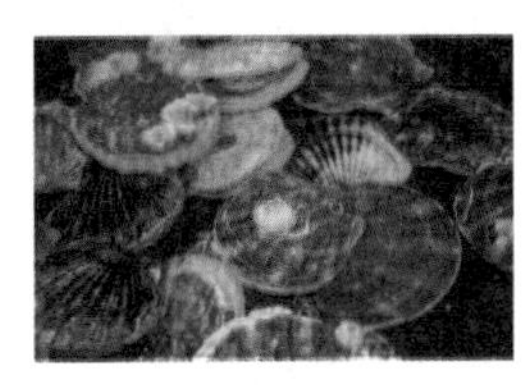

【别名】无。

【食味】平，甘，咸[39]。

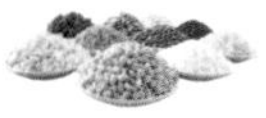

【功用】和胃调中，平肝化痰，软化血管。用于高脂血症以及胃病患者[39]。

【用法用量】建议食用至少3天。

【宜忌】宿疾者应慎食，脾胃虚寒者不宜多吃[39]。

【推荐食谱】蒜蓉粉丝蒸扇贝。

带鱼

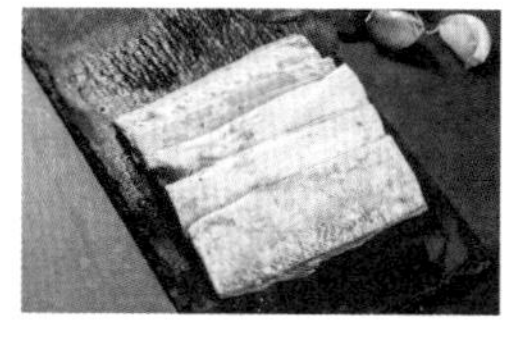

【别名】鞭鱼，带柳，裙带鱼，海刀鱼。

【食味】甘，平[40]。

【功用】补虚，解毒，止血[40]。用于营养不良，毛发枯黄或产后乳汁减少，病毒性肝炎，食欲减退，恶心，体倦[38]。

【用法用量】建议食用至少5天。

【宜忌】带鱼，多食发疥[46]。

【推荐食谱】糖醋带鱼[39]。

鲤鱼

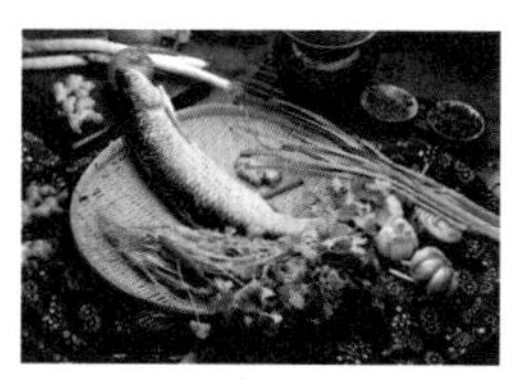

【别名】赤鲤鱼，鲤拐子，鲤子。

【食味】甘，平[40]。

【功用】补脾健胃，通乳汁，利水消肿。用于脾胃虚弱，饮食减少，食欲减退；脾虚水肿，小便不利，或脚气，黄疸；气血不足，乳汁减少[38]。

【用法用量】建议食用至少3天。

【宜忌】风热者慎服[40]。

【推荐食谱】薏米蒸鲤鱼[39]。

乌梢蛇

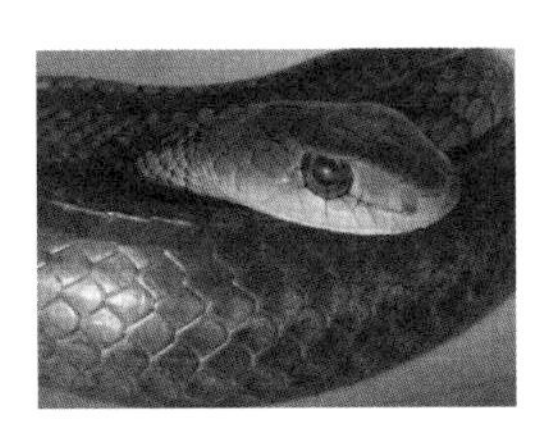

【别名】乌蛇。

【食味】甘，平[40]。

【功用】祛风湿，通经络，息风止痉，止痒解毒[38]。用于风湿阻络所致之久痹，中风后遗症之口眼㖞斜、半身不遂，破伤风，顽癣，麻风疠毒等[40]。

【用法用量】建议食用至少 3 天。

【宜忌】血虚生风者慎用。

【推荐食谱】续断乌蛇酒。

九香虫

【别名】黑兜虫，瓜黑蝽，屁板虫，蜣螂虫，打屁虫。

【食味】甘，咸，温[38]。

【功用】理气止痛，温中壮阳[38]。用于胸膈气滞，脘痛痞闷，脾肾亏损，腰膝酸楚，阳痿[41]。

【用法用量】建议食用至少 1 天。

【宜忌】阴虚阳亢者慎服[41]。

【推荐食谱】九香虫酒。

文蛤肉

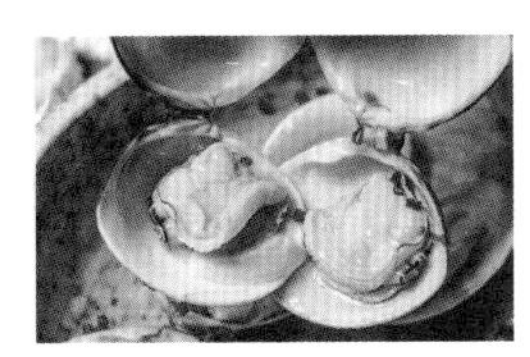

【别名】海蛤肉，蛤蜊肉。

【食味】咸，寒[40]。

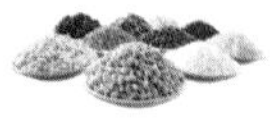

【功用】润燥止渴，软坚消肿。用于消渴，肺结核，盗汗，瘿瘤，瘰疬[40]。

【用法用量】建议食用至少 3 天。

【宜忌】病属邪热痰结者宜之，气虚有寒者不得用[44]。

【推荐食谱】爆炒文蛤肉大蒜。

奶蛋类

牛奶

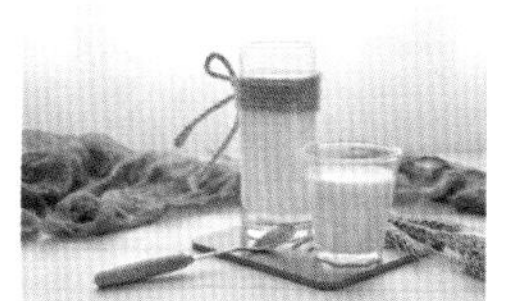

【别名】鲜奶，牛乳。

【食性】甘，平[1]。

【功用】补虚弱，止渴，养心血，治反胃而利大肠[2]。用于反胃，补益劳损，润大肠，治气痢，除疸黄[3]。

【用法用量】建议食用至少 5 天。

【宜忌】脾胃虚寒作泻，中有痰湿积饮者慎服[1]。

【推荐食谱】牛奶大枣汤[4]。

羊奶

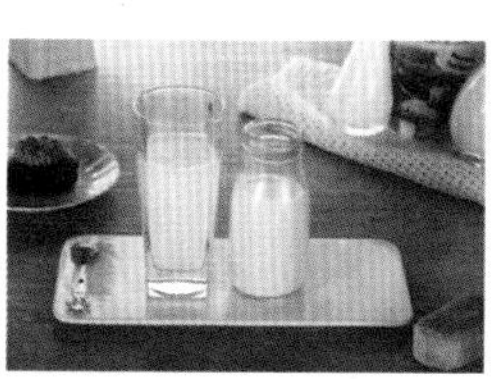

【别名】羊乳。

【食性】甘，微温[5]。

【功用】补虚，润燥，和胃，解毒。用于虚劳羸瘦；消渴，心痛，反胃呕逆，口疮，漆疮，蜘蛛咬伤[5]。

【用法用量】建议食用至少5天。

【宜忌】痰湿积饮者慎食用[6]。

【推荐食谱】羊乳饮。

酸奶

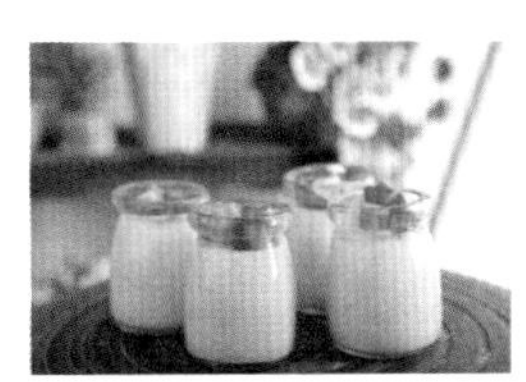

【别名】酸牛奶。

【食性】平。

【功用】滋阴清热，补肝益肾，健脾止泻，生津止渴，补虚开胃，润肠通便降血脂。主要用于气血不足，营养不良，肠燥便秘。

【用法用量】建议食用至少5天。

【宜忌】胃酸过多者禁服。

【推荐食谱】红枣核桃酸奶。

干酪

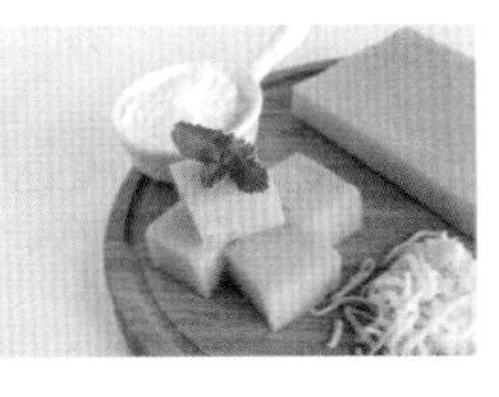

【别名】乳酪，芝士，起司，计司，奶酪。

【食性】甘酸，寒[9]。

【功用】提高抵抗力，促进新陈代谢，保护眼睛，保持肌肤健美，保持心血管健康。

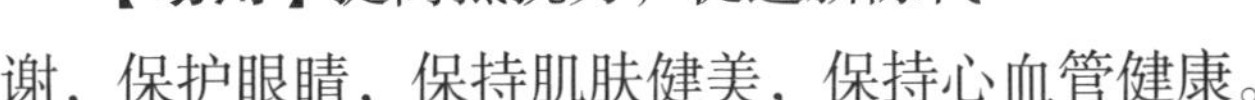

【用法用量】建议食用至少5天。

【宜忌】脾虚泻痢者勿食。羊奶酪同鱼食成瘕。忌醋。不可合鲈鱼食[9]。

【推荐食谱】紫薯奶酪饼。

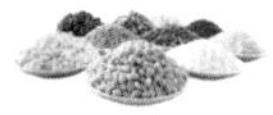

酥油

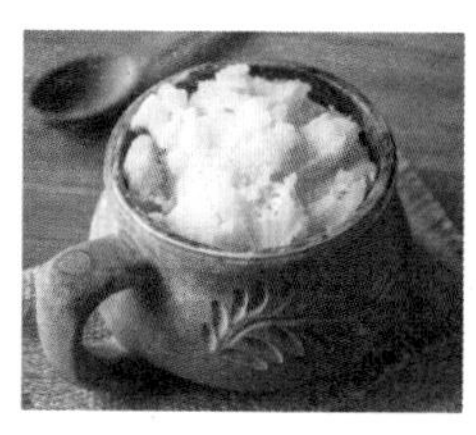

【别名】奶油，牦牛油。

【食性】甘，微寒[10]。

【功用】补五脏，益气血。用于肺痿咳喘，止吐血，止消渴，缩小便及泽肌肤[10]。

【用法用量】建议食用至少2天。

【宜忌】湿热体质，阴虚体质者禁服。

【推荐食谱】酥油茶。

鸡蛋

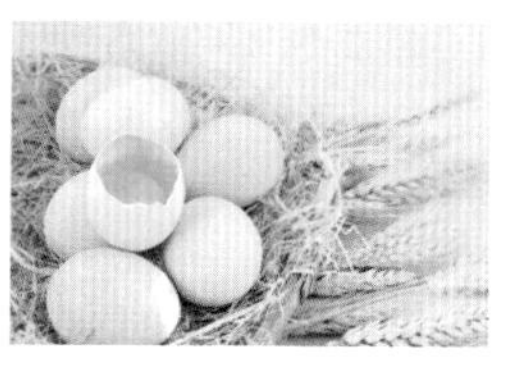

【别名】鸡子，鸡卵。

【食性】甘，平[11]。

【功用】益精补气，润肺利咽，滋阴润燥，养血。适用于体质虚弱者，营养不良者，贫血者及婴幼儿[6]。

【用法用量】建议食用至少5天。

【宜忌】高热、腹泻、肝炎、肾炎、胆石症忌食。脾胃虚弱者不宜多食。不能与兔肉、鹅肉同食[12]。

【推荐食谱】鸡蛋三味汤。

鸭蛋

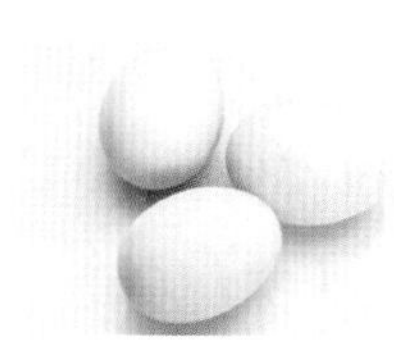

【别名】鸭卵。

【食性】甘咸，凉。

【功用】大补虚劳，滋阴养血，润肺美肤。用于膈热，咳嗽，喉痛，齿痛，泄疾[6]。

【用法用量】建议食用至少 5 天。

【宜忌】脾阳不足，寒湿下痢，以及食后气滞痞闷者不宜食用。不宜与鳖鱼、李子、桑葚同食[1]。

【推荐食谱】珊瑚冬茸羹。

鹌鹑蛋

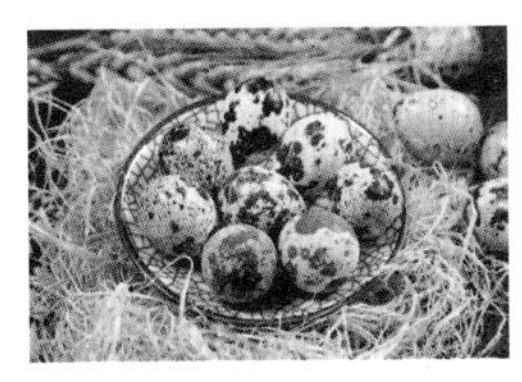

【别名】鹑鸟蛋，鹌鹑卵。

【食性】甘，平。

【功用】补益气血，强身健脑，丰肌泽肤。用于贫血，营养不良，神经衰弱，月经不调，高血压，支气管炎，血管硬化。

【用法用量】建议食用至少 5 天。

【宜忌】脑血管病人不宜多食。不能与螃蟹同食。

【推荐食谱】银耳鹌鹑蛋。

乌鸡蛋

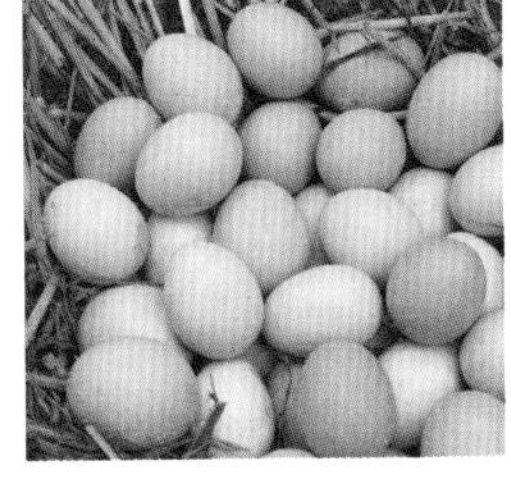

【别名】无。

【食性】甘，平。

【功用】清热解毒，润肺利咽，健脑益智，保护肝脏。主要用于热病烦闷，目赤咽痛，胎动不安，燥咳声哑，产后口渴。

【用法用量】建议食用至少 5 天。

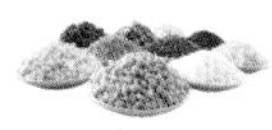

【宜忌】感冒、消化不良、痰湿凝滞者不宜食用。肝、胆病患者不宜多食。不宜生吃。

【推荐食谱】番薯乌鸡蛋糖水。

鹅蛋

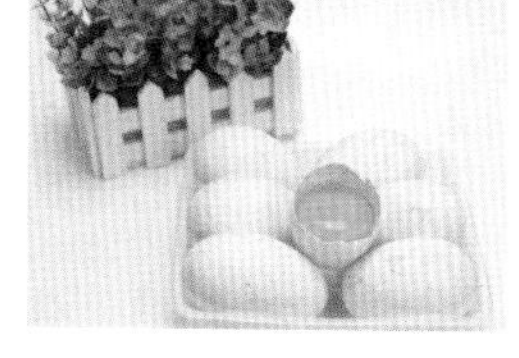

【别名】鹅卵。

【食性】甘，温。

【功用】补中益气，清脑益智。主要用于贫血，热毒疮疡。

【用法用量】建议食用至少 5 天。

【宜忌】内脏损伤患者、低热不退者、动脉硬化者、气滞者和骨折患者忌食。不能与一些寒性的食物和海鲜同食。

【推荐食谱】香菇鹅蛋甜汤。

鸽蛋

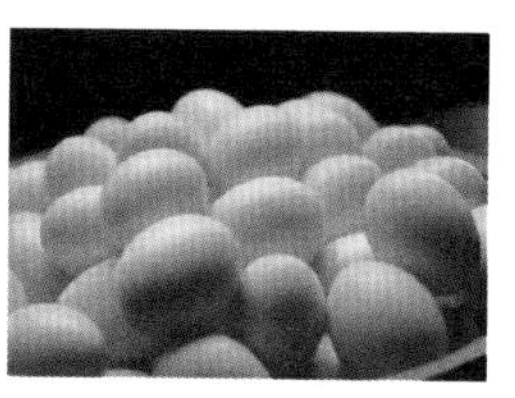

【别名】鸽卵。

【食性】甘咸，平。

【功用】补肾益气，解毒。主要用于肾虚气虚，腰膝酸软，疲乏无力，心悸，头晕。

【用法用量】建议食用至少 5 天。

【宜忌】食积胃热者、性欲旺盛者及孕妇不宜食。

【推荐食谱】鸽蛋汤。

五果类

白果

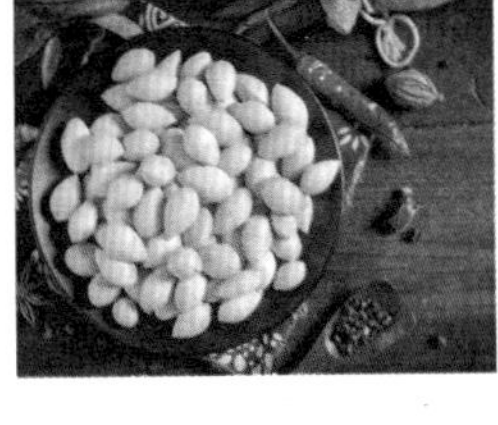

【别名】鸭脚子，灵眼，佛指甲。

【食味】甘，苦，涩，平[47]。

【功用】敛肺定喘，止带缩尿。用于痰多喘咳，带下白浊，遗尿尿频[47]。

【用法用量】建议食用至少7天。

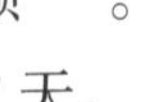

【宜忌】过量可致中毒。有实邪者禁服[7]。

【推荐食谱】白果乌鸡汤[40]。

荜澄茄

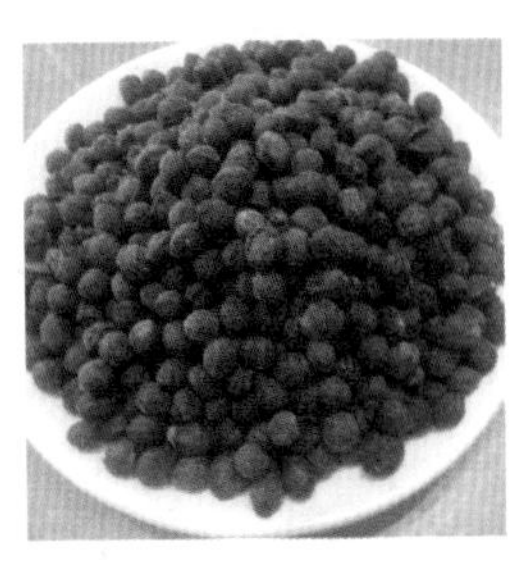

【别名】澄茄。

【食味】辛，温[48]。

【功用】温中散寒，行气止痛。用于胃寒呕逆，脘腹冷痛，寒疝腹痛，寒湿蕴滞，小便浑浊[47]。

【用法用量】建议食用至少3天。

【宜忌】阴虚火旺及实热火盛者禁服[7]。

【推荐食谱】荜澄茄粥。

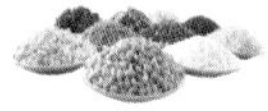

扁桃

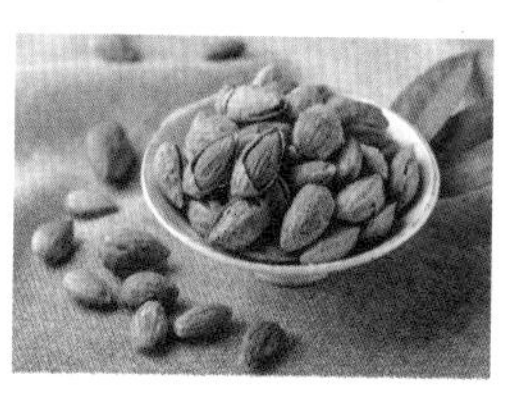

【别名】八担杏，巴达杏仁，叭哒杏仁，巴旦杏仁。

【食味】甜巴旦杏仁：甘，平。苦巴旦杏仁：苦，平[7]。

【功用】润肺化痰，下气止咳。用于虚劳咳嗽，心腹满闷。甜巴旦杏仁偏于润肺化痰，苦巴旦杏仁偏于化痰下气[7]。

【用法用量】建议食用至少 7 天。

【宜忌】寒湿痰饮咳嗽，脾虚泄泻者禁服[7]。

【推荐食谱】杏仁蔬果沙拉。

菠萝

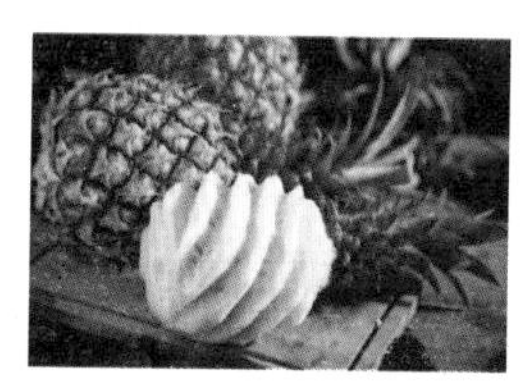

【别名】凤梨，地菠萝，草菠萝，波罗。

【食味】菠萝肉：味微甜，性凉。菠萝皮、根、叶：味涩、甘，性平[49]。

【功用】菠萝肉清火解毒，止咳化痰。用于高热惊厥，心胸胀闷，咳嗽[49]。

【用法用量】建议食用至少 5 天。

【宜忌】患有溃疡病、肾脏病、凝血功能障碍的人应禁食菠萝。发烧及患有湿疹疥疮的人也不宜多吃菠萝。

【推荐食谱】菠萝汁。

白梅

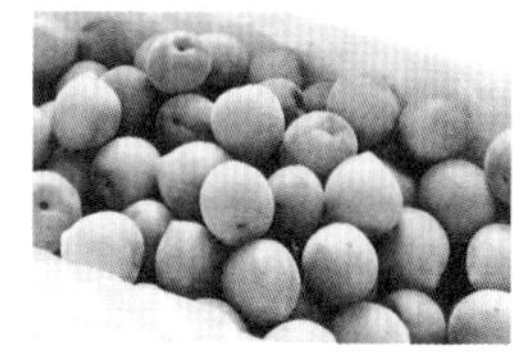

【别名】盐梅，霜梅，白霜梅。

【食味】酸涩咸，平[7]。

【功用】利咽生津，涩肠止泻，除痰开噤，消疮止血。用于咽喉肿痛，烦渴呕恶，久泻久痢，便血，崩漏，中风惊痫，口噤，梅核气，痈疽肿毒，外伤出血[7]。

【用法用量】建议食用至少5天。

【宜忌】不宜多食久食[7]。

【推荐食谱】柿蒂白梅汤。

橙子

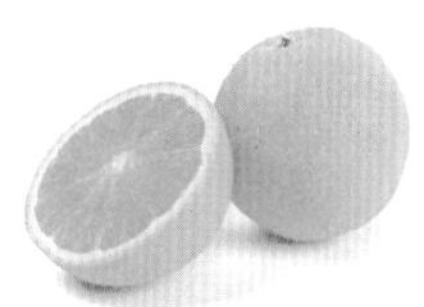

【别名】橙，黄橙，金橙。

【食味】酸，凉[7]。

【功用】降逆和胃，理气宽胸，消瘿，醒酒，解鱼蟹毒。用于恶心呕吐，胸闷腹胀，肿瘤，醉酒[7]。

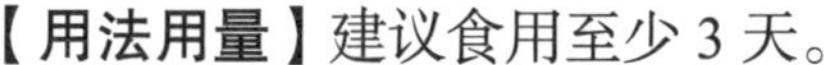

【用法用量】建议食用至少3天。

【宜忌】橙子含糖量高，不适合糖尿病病人食用。胃虚寒者也不适宜吃橙子。空腹不宜吃橙子。不宜与牛奶同食。

【推荐食谱】脐橙粥[50]。

菜瓜

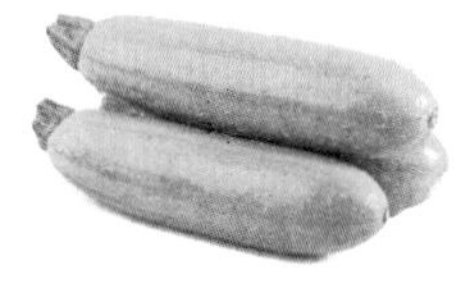

【别名】越瓜，稍瓜，羊角瓜，生

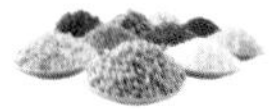

瓜，白瓜。

【食味】甘，寒[7]。

【功用】清热，生津，利尿。用于烦热口渴，小便不利，口疮[7]。

【用法用量】建议食用至少5天。

【宜忌】生食过量损脾胃，脾胃虚寒者禁服[7]。

【推荐食谱】椒油拌菜瓜丝。

草莓

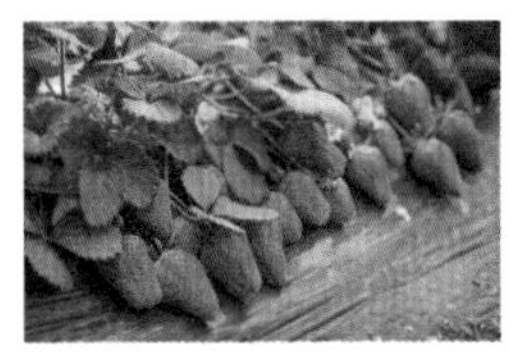

【别名】荷兰草莓，凤梨草莓。

【食味】甘，微酸，凉[7]。

【功用】清凉止渴，健胃消食。用于口渴，食欲不振，消化不良[7]。

【用法用量】建议食用至少3天。

【宜忌】肠胃功能较差者、尿结石病人少吃。不适合多服。

【推荐食谱】草莓汁。

鲜枣

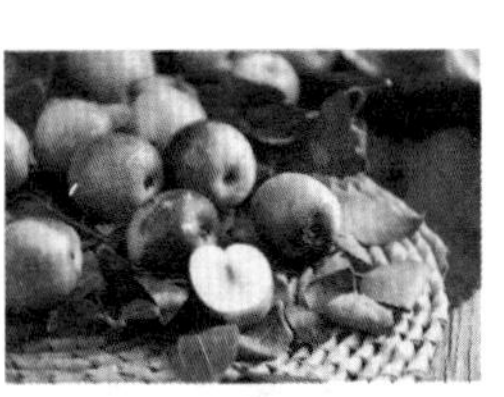

【别名】鲜食枣，玉枣，木蜜，圣花儿，百益红，羊角，鸡心。

【食味】甘，平。

【功用】利肠胃，养血，补气。

【用法用量】建议食用至少5天。

【宜忌】多食令人寒热腹胀，滑肠难化。羸瘦人尤不可食。

【推荐食谱】山西酒枣。

覆盆子

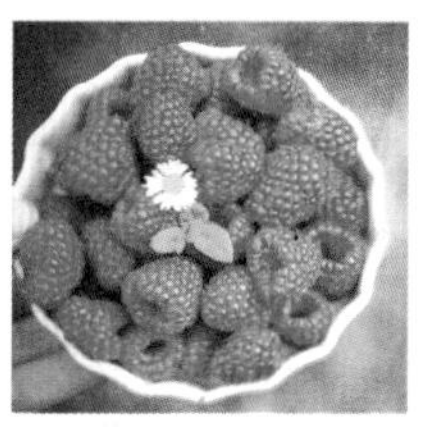

【别名】覆盆，小托盘，山泡。

【食味】甘，酸，温[47]。

【功用】益肾固精缩尿，养肝明目。用于遗精滑精，遗尿尿频，阳痿早泄，目暗昏花[47]。

【用法用量】建议食用至少5天。

【宜忌】阴虚火旺，小便短赤者禁服[7]。

【推荐食谱】覆盆白果煲猪肚。

榧子

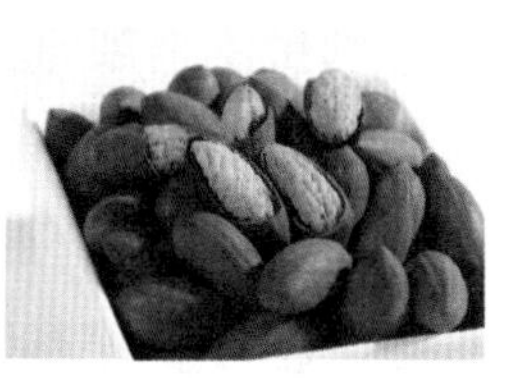

【别名】彼子，榧实，香榧，野杉子。

【食味】甘，平[47]。

【功用】杀虫消积，润肺止咳，润燥通便。用于钩虫病，蛔虫病，绦虫病，虫积腹痛，小儿疳积，肺燥咳嗽，大便秘结[47]。

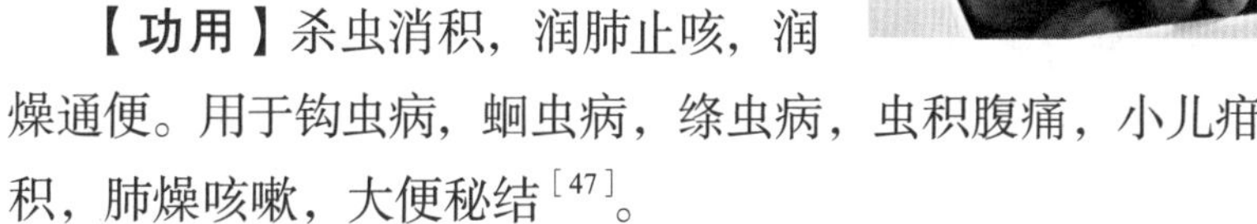

【用法用量】建议食用至少5天。

【宜忌】不宜多食。

【推荐食谱】榧子炒鸡蛋[50]。

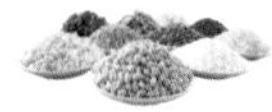

橄榄

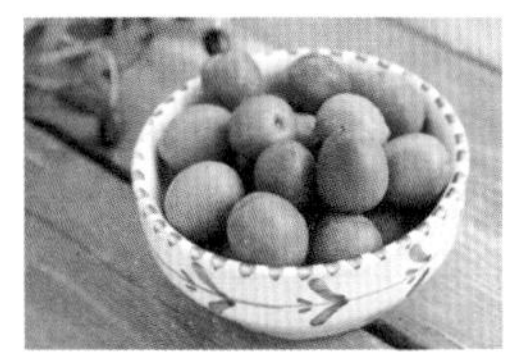

【别名】橄榄子，余甘子，青果，青橄榄，白榄。

【食味】甘，酸，涩，平[7]。

【功用】清热解毒，利咽化痰，生津止渴，健胃消食，除烦醒酒。用于咳嗽痰血，咽喉肿痛，暑热烦渴，醉酒，鱼蟹中毒[7]。

【用法用量】建议食用至少5天。

【宜忌】脾胃虚寒及大便秘结者慎服[51]。

【推荐食谱】橄榄炖冰糖。

枸杞子

【别名】苟起子，枸杞红实，西枸杞，枸杞果，地骨子，枸杞豆。

【食味】甘，平[47]。

【功用】滋补肝肾，益精明目。用于虚劳精亏，腰膝酸痛，眩晕耳鸣，阳痿遗精，内热消渴，血虚萎黄，目昏不明[47]。

【用法用量】建议食用至少7天。

【宜忌】脾虚便溏者慎服[52]。

【推荐食谱】金髓煎[40]。

柑

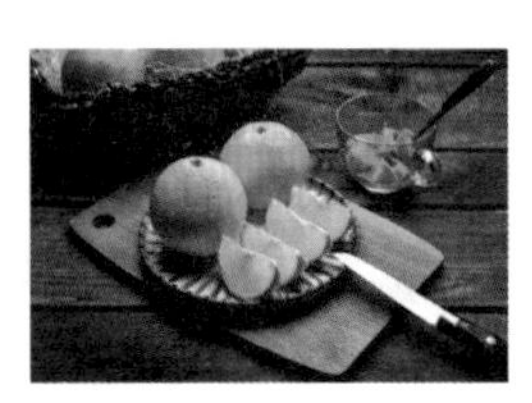

【别名】金实，柑子。

【食味】甘，酸，凉[7]。

【功用】清热生津，醒酒利尿。用于胸膈烦热，口渴欲饮，醉酒，小便不利[7]。

【用法用量】建议食用至少 5 天。

【宜忌】脾胃虚寒者禁服[7]。

【推荐食谱】黄瓜山楂柑[50]。

黑芝麻

【别名】胡麻，乌麻，乌麻子，乌芝麻。

【食味】甘，平[47]。

【功用】补肝肾，益精血，润肠燥。用于精血亏虚，头晕眼花，耳鸣耳聋，须发早白，病后脱发，肠燥便秘[47]。

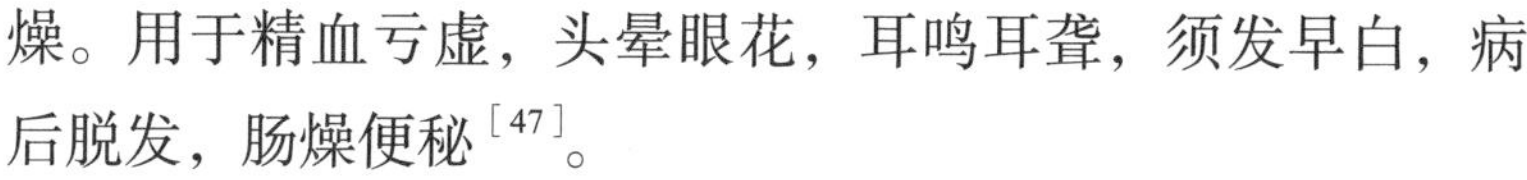

【用法用量】建议食用至少 7 天。

【宜忌】便溏者禁服[53]。

【推荐食谱】芝麻羊肝[40]。

花生

【别名】落花生，落花参，长生果，落地生，及地果。

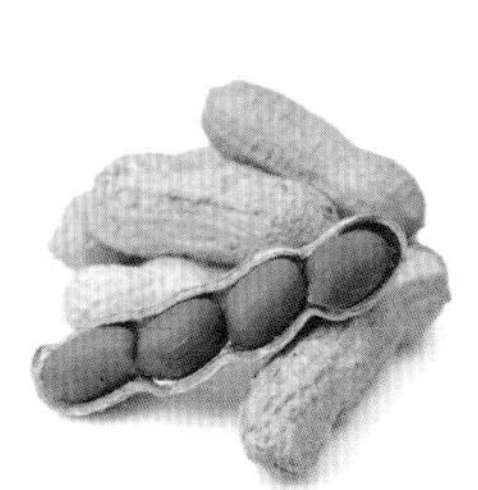

【食味】甘，平[7]。

【功用】健脾养胃，润肺化痰[7]。用于脾虚反胃，乳妇奶少，脚气，肺燥咳嗽，大便燥结[7]。

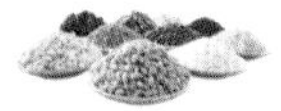

【用法用量】建议食用至少 7 天。

【宜忌】肠滑便泄者慎服。不宜多食[7]。

【推荐食谱】醋花生[54]。

核桃仁

【别名】虾蟆，胡桃穰，胡桃肉，胡桃仁。

【食味】甘，温[47]。

【功用】补肾，温肺，润肠[47]。用于肾阳不足，腰膝酸软，阳痿遗精，虚寒喘嗽，肠燥便秘[47]。

【用法用量】建议食用至少 7 天。

【宜忌】痰火积热、阴虚火旺、大便溏泄者禁服。不可与浓茶同服[7]。

【推荐食谱】红颜酒[40]。

橘

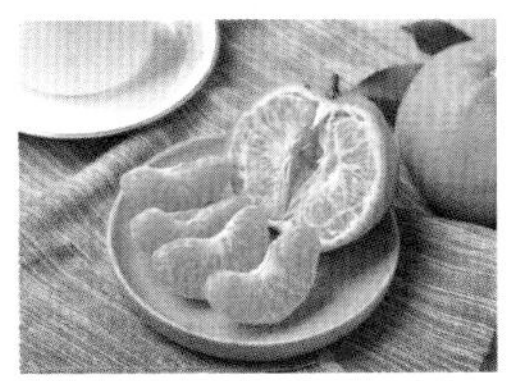

【别名】黄橘，橘子。

【食味】甘，酸，平[7]。

【功用】润肺生津，理气和胃[7]。用于消渴，呕逆，胸膈结气[7]。

【用法用量】建议食用至少 5 天。

【宜忌】不可多食，风寒咳嗽及有痰饮者不宜食[7]。

【推荐食谱】橘子山楂饮[50]。

金橘

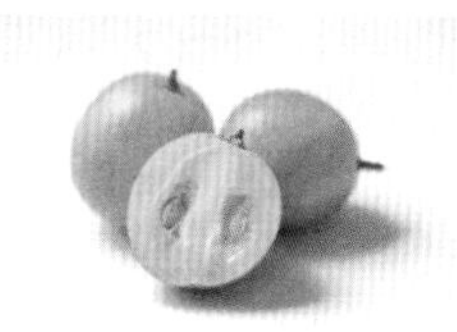

【别名】卢橘，山橘，金弹，金柑。

【食味】甘，微酸，辛，温[7]。

【功用】理气，解郁，化痰，醒酒[7]。用于胸闷郁结，脘腹痞胀，食滞纳呆，咳嗽痰多，伤酒口渴[7]。

【用法用量】建议食用至少5天。

【宜忌】脾弱气虚者不宜多食。

【推荐食谱】糖煮金橘[40]。

苦豆子

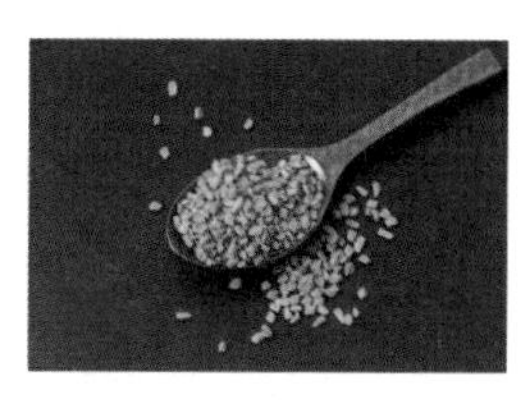

【别名】苦豆根，苦甘草。

【食味】苦，寒，有毒[7]。

【功用】清热燥湿，解毒杀虫[7]。用于急性痢疾，肠炎，带下，胃痛，胃癌，顽癣，前列腺炎[7]。

【用法用量】建议食用至少3天。

【宜忌】本品有毒，注意控制剂量。中毒现象有头晕、头痛、恶心、呕吐、烦躁、腹痛、腹泻、胸闷、心慌、面色苍白、血压下降、呼吸困难等，宜及时救治。心脏病或肾脏病患者慎服。

【推荐食谱】姜黄苦豆子花卷。

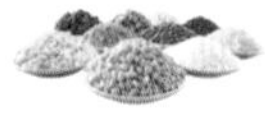

莲子

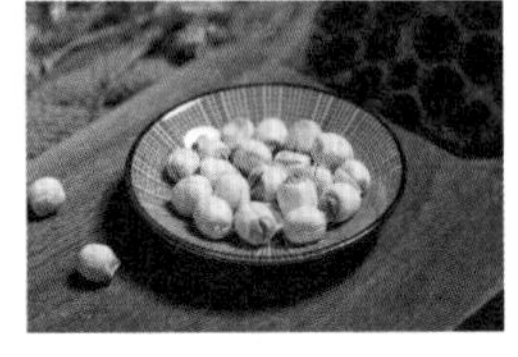

【别名】藕实，水芝丹，莲实，莲肉。

【食味】甘，涩，平[47]。

【功用】补脾止泻，止带，益肾涩精，养心安神[47]。主要用于脾虚泄泻，带下，遗精，心悸失眠[47]。

【用法用量】建议食用至少5天。

【宜忌】中满痞胀、大便燥结者禁服[7]。

【推荐食谱】水芝汤[40]。

李子

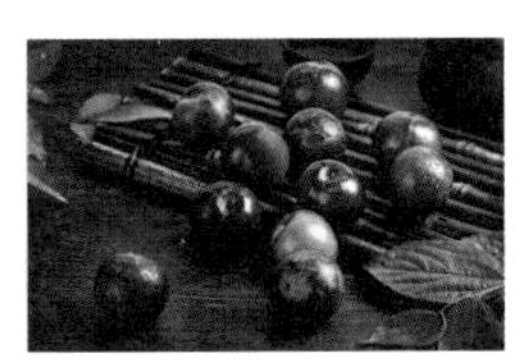

【别名】李实，嘉庆子，山李子。

【食味】甘，酸，平[7]。

【功用】清热，生津[7]。用于虚劳骨蒸，消渴[7]。

【用法用量】建议食用至少3天。

【宜忌】不宜多食，脾胃虚弱者慎服[7]。

【推荐食谱】李子虾仁汤[50]。

甘蔗

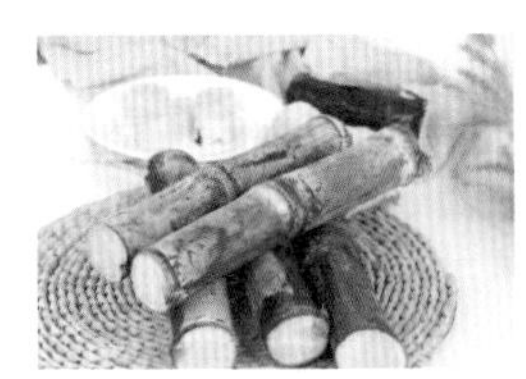

【别名】蔗，薯蔗，干蔗，接肠草，竿蔗，糖梗。

【食味】甘，凉[7]。

【功用】清热生津，润燥和中，解毒[7]。用于烦热，消渴，呃逆反胃，干咳，大便燥结，痈疽疮肿[7]。

【用法用量】建议食用至少 3 天。

【宜忌】不宜多食[7]。

【推荐食谱】柠檬甘蔗汁[54]。

龙眼肉

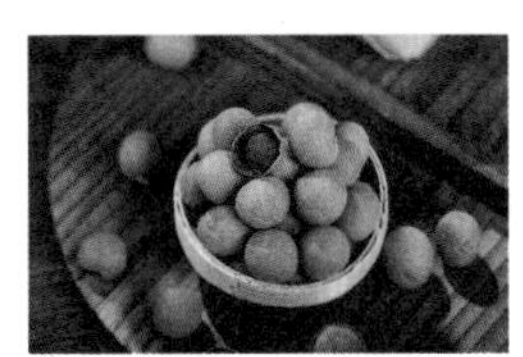

【别名】龙眼，益智，圆眼，桂圆，元眼肉，龙眼干。

【食味】甘，温[47]。

【功用】补益心脾，养血安神[47]。用于气血不足，心悸怔忡，健忘失眠，血虚萎黄[47]。

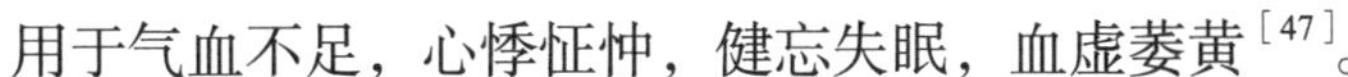

【用法用量】建议食用至少 3 天。

【宜忌】内有痰火及湿滞停饮者忌服[7]。

【推荐食谱】桂圆莲子粥[40]。

梨

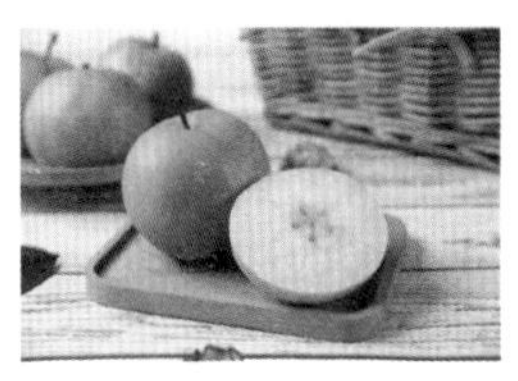

【别名】快果，果宗，玉乳，蜜父。

【食味】甘，微酸，凉[7]。

【功用】降火生津，化痰止咳，养血生肌，解除酒毒[40]。用于热病伤津或温热病后期，阴虚烦渴，消渴症，燥咳，痰热惊狂，噎膈，失声，目赤肿痛，消化不良，便秘[40]。

【用法用量】建议食用至少 3 天。

【宜忌】脾虚便溏、肺寒咳嗽及产妇慎服[7]。

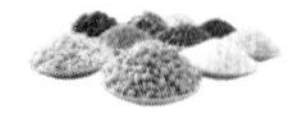

【推荐食谱】雪梨煮杏仁[50]。

荔枝

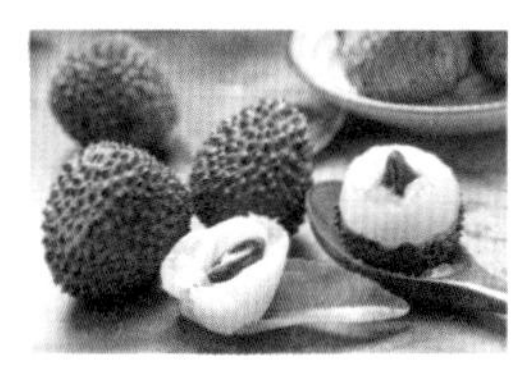

【别名】荔支，荔枝子，离枝，丹荔，火山荔。

【食味】甘酸，温[7]。

【功用】养血健脾，行气消肿[7]。用于病后体虚，津伤口渴，脾虚泄泻，呃逆，食少，瘰疬，水肿，外伤出血[7]。

【用法用量】建议食用至少2天。

【宜忌】阴虚火旺者慎服[7]。

【推荐食谱】荔枝桑葚饮[50]。

栗子

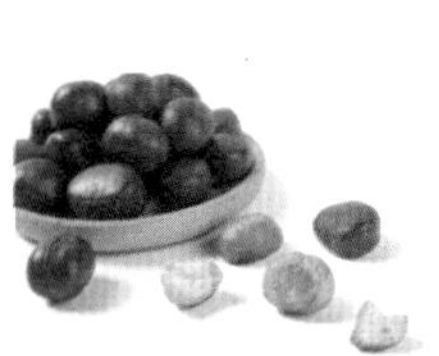

【别名】板栗，栗实，栗果，大栗。

【食味】甘，微咸，平[7]。

【功用】益气健脾，补肾强筋，活血止血[7]。用于脾虚泄泻，反胃呕吐，腰膝酸软，跌打肿痛，瘰疬，吐血，衄血，便血[7]。

【用法用量】建议食用至少5天。

【宜忌】食积停滞、脘腹胀满痞闷者禁服[7]。

【推荐食谱】甜杏板栗[50]。

罗汉果

【别名】拉汉果，假苦瓜，光果木鳖。

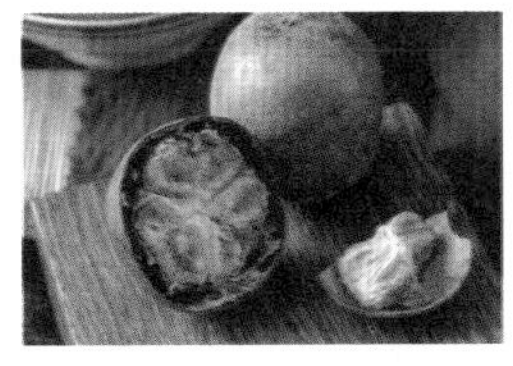

【食性】甘，凉[47]。

【功用】清热润肺，利咽开音，滑肠通便[47]。用于肺热燥咳，咽痛失音，肠燥便秘[47]。

【用法用量】建议食用至少 5 天。

【宜忌】肺寒及外感咳嗽者忌用。

【推荐食谱】罗汉果肉片汤。

莱菔子

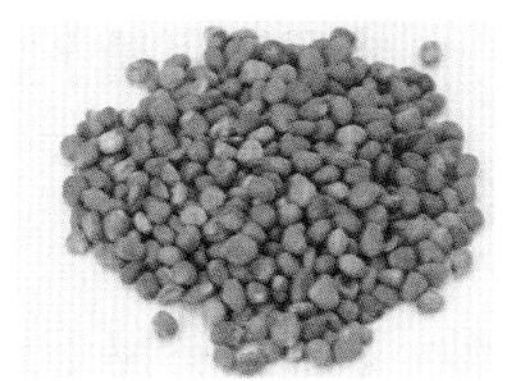

【别名】萝卜子，芦菔子。

【食味】辛，甘，平[47]。

【功用】消食除胀，降气化痰[47]。用于饮食停滞，脘腹胀痛，大便秘结，积滞泻痢，痰壅喘咳[47]。

【用法用量】建议食用至少 1 天。

【宜忌】无食积痰滞及中气虚弱者慎服[7]。

【推荐食谱】莱菔子汤[54]。

菱

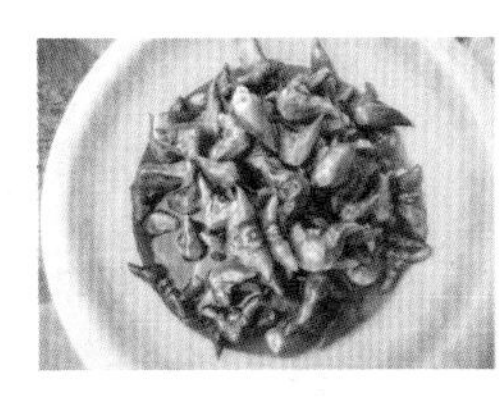

【别名】芰，水栗，芰实，菱角，水菱，菱实。

【食味】甘，凉[7]。

【功用】健脾益胃，除烦止渴，解毒。用于肺热燥咳，咽痛失音，肠燥便秘[7]。

【用法用量】建议食用至少 3 天。

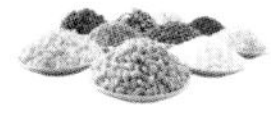

【宜忌】脾胃虚寒，中焦气滞者慎服[7]。

【推荐食谱】菱角饮[54]。

榴梿

【别名】金枕头，青尼，长柄，榴莲。

【食味】辛，甘，热[55]。

【功用】滋阴强壮，疏风清热，利胆退黄，杀虫止痒，补益身体[55]。

【用法用量】建议食用至少 3 天。

【宜忌】咽干、舌燥、喉痛等热病体质和阴虚体质者慎食[55]。

【推荐食谱】榴梿炖鸡。

梅子

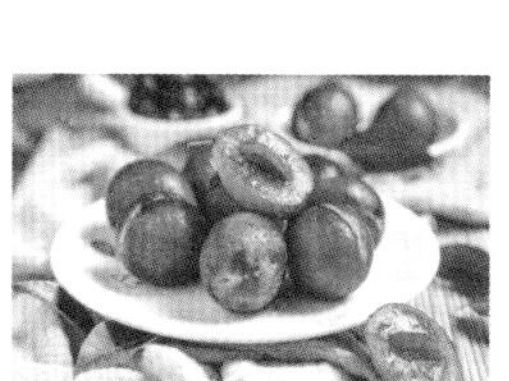

【别名】青梅，生梅子，梅实。

【食味】酸，平[7]。

【功用】利咽，生津，涩肠止泻，利筋脉[7]。用于咽喉肿痛，喉痹，津伤口渴，泻痢，筋骨疼痛[7]。

【用法用量】建议食用至少 2 天。

【宜忌】不宜多食久食[7]。

【推荐食谱】橘味醒酒羹[40]。

芒果

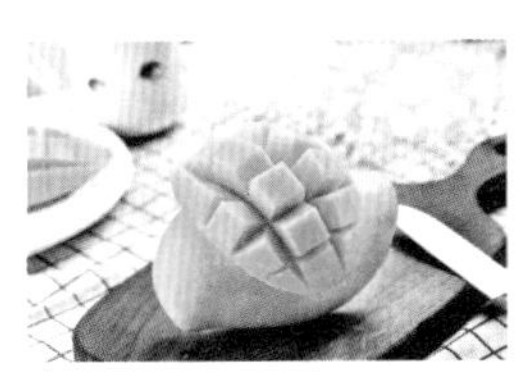

【别名】杧果，望果，蜜望，蜜望子。

【食味】甘，酸，微寒[7]。

【功用】益胃生津，止呕止咳。主口渴，呕吐，食少，咳嗽。果、果核：止咳，健胃，行气[7]，用于咳嗽，食欲不振，睾丸炎，坏血病。叶：止痒，外用治湿疹瘙痒[7]。

【用法用量】建议食用至少2天。

【宜忌】动风气，天行病后及饱食后俱不可食之。不可与大蒜等辛物同食，令人患黄病[7]。

【推荐食谱】芒果茶。

木瓜

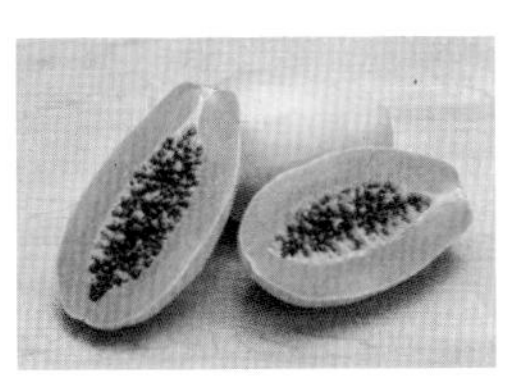

【别名】楙，木瓜实，铁脚梨。

【食味】酸，温[47]。

【功用】舒筋活络，和胃化湿[47]。

【用法用量】建议食用至少3天。

【宜忌】不可多食，损齿及胃[7]。

【推荐食谱】木瓜花生大枣汤。

猕猴桃

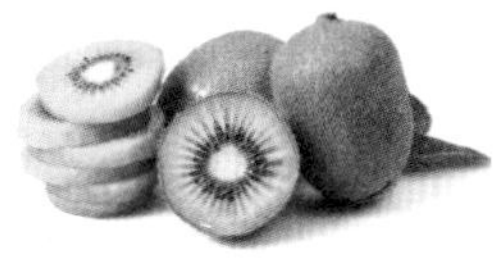

【别名】木子，猕猴梨，猴仔梨，杨桃，山洋桃。

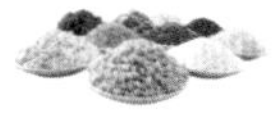

【食味】酸，甘，寒[47]。

【功用】清热，止渴，和胃，通淋。用于烦热，消渴，消化不良，黄疸，石淋，痔疮[47]。

【用法用量】建议食用至少3天。

【宜忌】脾胃虚寒者慎服[7]。

【推荐食谱】猕猴桃菊花茶[50]。

南瓜子

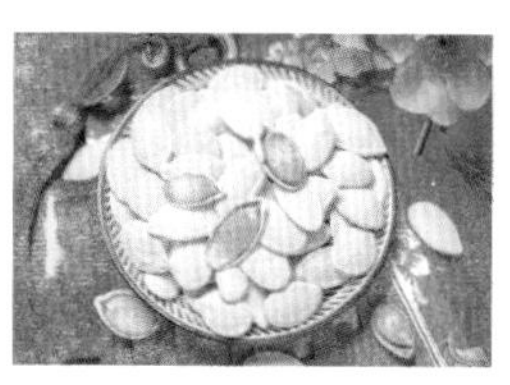

【别名】南瓜仁，白瓜子，金瓜米，窝瓜子，倭瓜子。

【食味】甘，平[7]。

【功用】杀虫，下乳，利水消肿[7]。用于绦虫、蛔虫、血吸虫、钩虫、蛲虫病，产后缺乳，产后手足浮肿，百日咳，痔疮[7]。

【用法用量】建议食用至少5天。

【宜忌】一次不可多食[40]。

【推荐食谱】南瓜子汤。

柠檬

【别名】黎檬子，黎朦子，宜母子，里木子，黎檬干，宜母果。

【食味】酸，甘，凉[7]。

【功用】生津解暑，和胃安胎[47]。用于胃热伤津，肺燥咳嗽，中暑烦渴，食欲不振，脘腹痞胀，妊娠呕吐[47]。

【用法用量】建议食用至少 3 天。

【宜忌】胃酸过多者忌食[40]。

【推荐食谱】柠檬速溶饮[54]。

枇杷

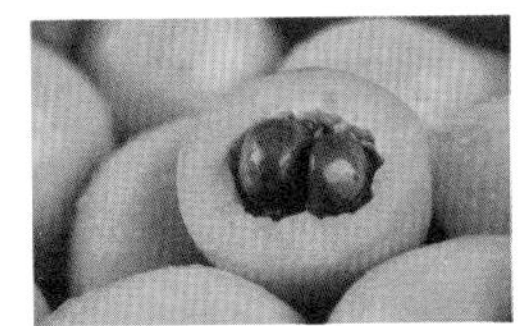

【别名】金丸，琵琶果，芦桔。

【食味】甘，酸，凉[7]。

【功用】润肺，下气，止渴[7]。主要用于肺燥咳嗽，吐逆，烦渴[7]。

【用法用量】建议食用至少 3 天。

【宜忌】不宜多食[7]。

【推荐食谱】枇杷煮猪腰[50]。

葡萄

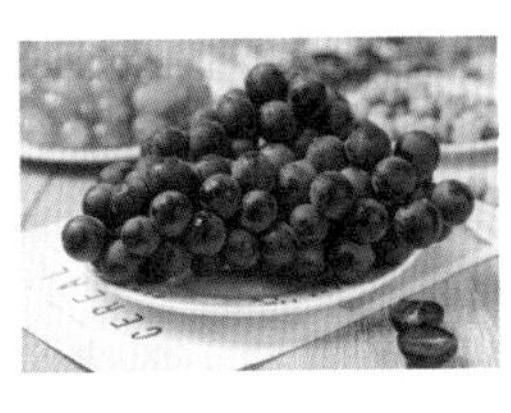

【别名】蒲陶，草龙珠，赐紫樱桃，菩提子。

【食味】甘，酸，平[7]。

【功用】补气血，舒筋络，利小便[7]。用于气血虚弱，肺虚咳嗽，心悸盗汗，烦渴，风湿痹痛，淋病，水肿，痘疹不透[7]。

【用法用量】建议食用至少 5 天。

【宜忌】阴虚内热、胃肠实热或痰热内蕴者慎服[7]。

【推荐食谱】葡萄龙眼汁[50]。

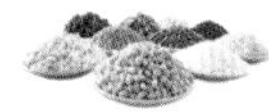

苹果

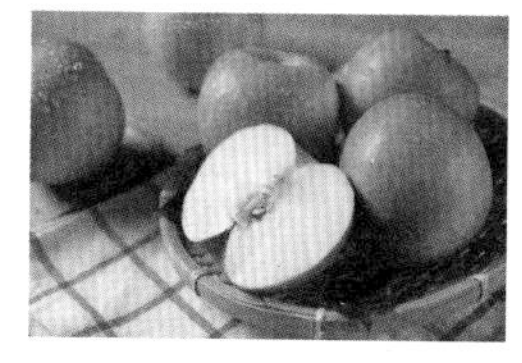

【别名】柰，平波，频婆，频果。

【食味】甘酸，凉。

【功用】生津，除烦，益胃，醒酒。用于津少口渴，脾虚泄泻，食后腹胀，饮酒过度。

【用法用量】建议食用至少 5 天。

【宜忌】不宜多食，过量易致腹胀。

【推荐食谱】苹果大米粥[50]。

青果

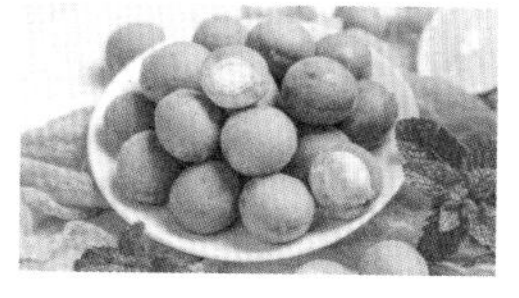

【别名】西藏青果，西青果。

【食味】苦，微甘，涩，微寒。

【功用】清热生津，利咽解毒[7]。用于阴虚白喉，扁桃体炎，喉炎，痢疾，肠炎。

【用法用量】建议食用至少 2 天。

【宜忌】风火喉痛及中寒者忌用。

【推荐食谱】酸梅青果饮。

芡实

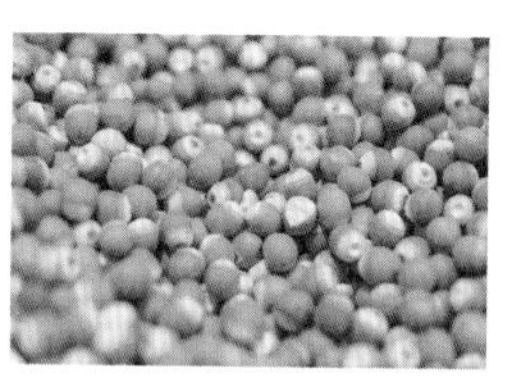

【别名】卵菱，鸡头实，鸡头，刺莲蓬实，刀芡实，黄实。

【食味】甘，涩，平[47]。

【功用】益肾固精，补脾止泻，除

湿止带。用于遗精滑精，遗尿尿频，脾虚久泻，白浊，带下。

【用法用量】建议食用至少5天。

【宜忌】大小便不利者禁服。食滞不化者慎服。

【推荐食谱】杞实粥[40]。

山茱萸

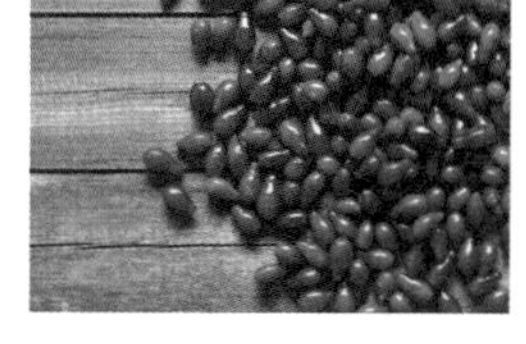

【别名】蜀枣，鼠矢，山萸肉，实枣儿，肉枣，枣皮，药枣，红枣皮。

【食味】酸，涩，微温[47]。

【功用】补益肝肾，收涩固脱[47]。用于眩晕耳鸣，腰膝酸痛，阳痿遗精，遗尿尿频，崩漏带下，大汗虚脱，内热消渴[47]。

【用法用量】建议食用至少3天。

【宜忌】命门火炽、素有湿热、小便淋涩者禁服[7]。

【推荐食谱】山萸肉粥[40]。

柿子

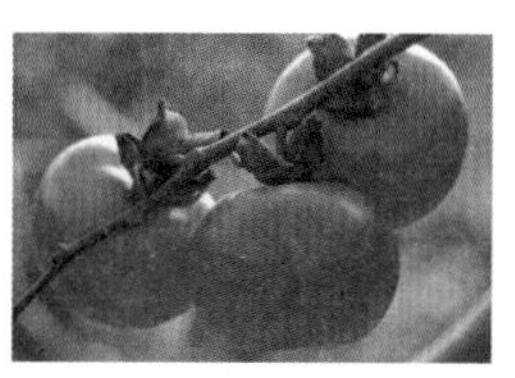

【别名】镇头迦，米果，猴枣。

【食味】甘，涩，凉[7]。

【功用】清热，润肺，生津，解毒。主要用于咳嗽，吐血，热渴，口疮，热痢，便血。

【用法用量】建议食用至少1天。

【宜忌】凡脾胃虚寒，痰湿内盛，外感咳嗽，脾虚泄泻，疟疾等证，禁食鲜柿。

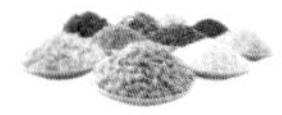

【**推荐食谱**】柿子决明茶[50]。

石榴

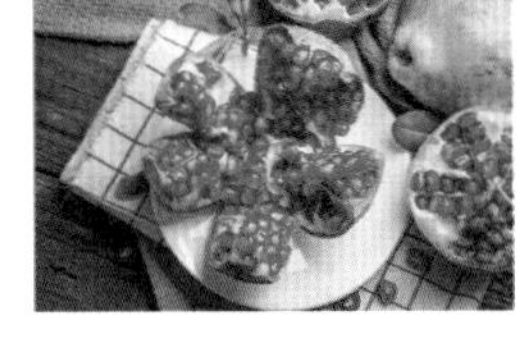

【**别名**】甜石榴，天浆，甘石榴，楷榴，安石榴，丹若，金罂，金庞，若榴木。

【**食味**】甘，酸，涩，温[7]。

【**功用**】生津止渴，杀虫。用于咽燥口渴，虫积，久痢[7]。

【**用法用量**】建议食用至少3天。

【**宜忌**】损人肺，不可多食。损肺气，病人忌食[7]。

【**推荐食谱**】石榴开胃饮。

山楂

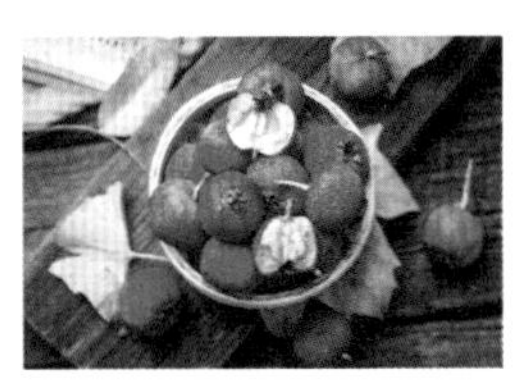

【**别名**】杭子，羊梂，鼠查，赤爪实，赤枣子，山里红果，酸枣，鼻涕团，柿楂子，酸梅子。

【**食味**】酸，甘，微温[47]。

【**功用**】消食健胃，行气散瘀，化浊降脂。用于肉食积滞，胃脘胀满，泻痢腹痛，瘀血经闭，产后瘀阻，胸痹心痛，疝气疼痛，高脂血症。焦山楂消食导滞作用增强，用于肉食积滞、泻痢不爽。

【**用法用量**】建议食用至少3天。

【**宜忌**】脾胃虚弱及孕妇慎服[7]。

【**推荐食谱**】山楂麦芽茶[41]。

松子

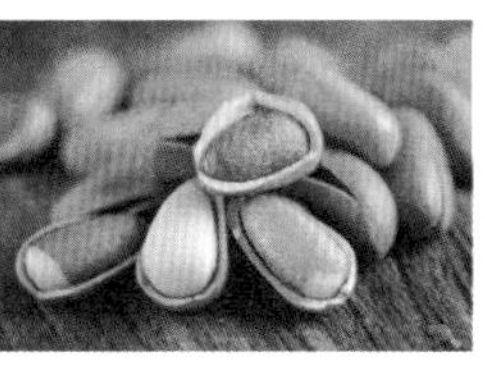

【别名】海松子，松子仁，新罗松子。

【食味】甘，微温[7]。

【功用】润燥，养血，祛风[7]。用于肺燥干咳，大便虚秘，诸风头眩，骨节风，风痹[7]。

【用法用量】建议食用至少3天。

【宜忌】便溏、滑精、痰饮体质者慎服[7]。

【推荐食谱】松子粥。

砂仁

【别名】缩砂，缩沙蜜，缩砂仁，缩砂密。

【食味】辛，温[47]。

【功用】化湿开胃，温脾止泻，理气安胎。用于湿浊中阻，脘痞不饥，脾胃虚寒，呕吐泄泻，妊娠恶阻，胎动不安。

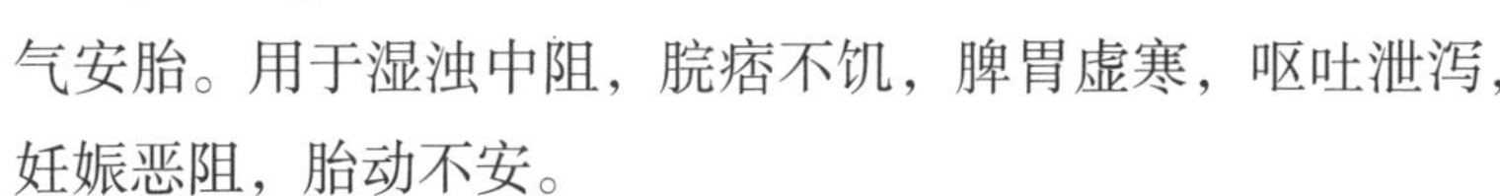

【用法用量】建议食用至少1天。

【宜忌】阴虚有热者禁服[7]。

【推荐食谱】砂仁肚条[40]。

沙棘

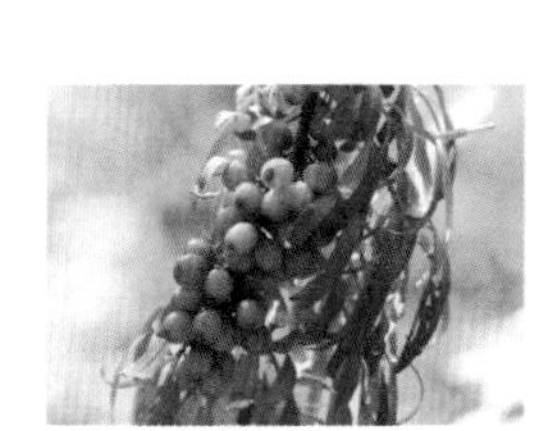

【别名】达尔，沙枣，醋柳果，醋柳，酸刺子，酸柳柳，酸刺，黑刺，

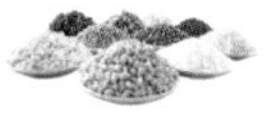

黄酸刺，酸刺刺。

【食味】酸涩，温[47]。

【功用】健脾消食，止咳祛痰，活血散瘀[7]。用于脾虚食少，食积腹痛，咳嗽痰多，胸痹心痛，瘀血经闭，跌扑瘀肿。

【用法用量】建议食用至少 5 天。

【宜忌】一般人均可食用。

【推荐食谱】沙棘化痰饮。

桑椹

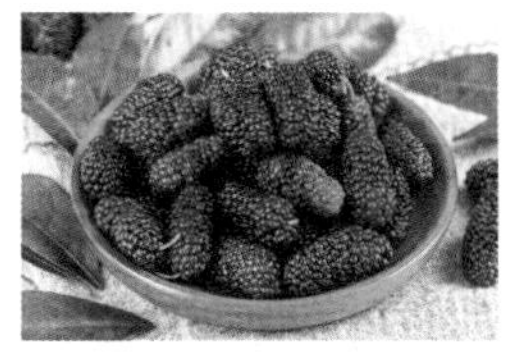

【别名】桑椹子，桑实，葚，乌椹，文武实，桑枣，黑椹，桑葚子，桑果，桑粒，桑荐。

【食味】甘，酸，寒[47]。

【功用】滋阴补血，生津润燥[47]。用于肝肾阴虚，眩晕耳鸣，心悸失眠，须发早白，津伤口渴，内热消渴，肠燥便秘[47]。

【用法用量】建议食用至少 5 天。

【宜忌】脾胃虚寒便溏者禁服。

【推荐食谱】桑葚大枣饮[50]。

桃仁

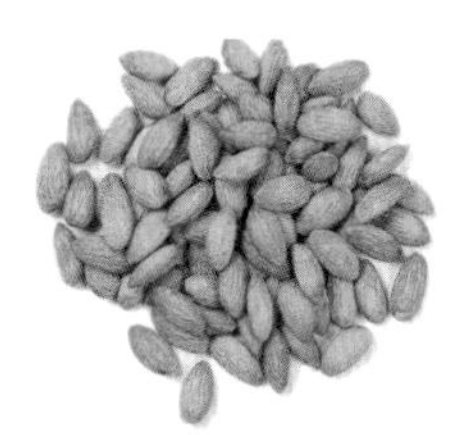

【别名】桃核仁。

【食味】苦，甘，平[47]。

【功用】活血祛瘀，润肠通便，止

咳平喘。用于经闭痛经，癥瘕痞块，肺痈，肠痈，跌扑损伤，肠燥便秘，咳嗽气喘[47]。

【用法用量】建议食用至少 3 天。

【宜忌】无瘀滞者及孕妇禁服。过量服用可引起中毒，轻者可见头晕恶心、精神不振、虚弱乏力等，严重者可因呼吸麻痹而死亡[7]。

【推荐食谱】桃仁粥[40]。

桃子

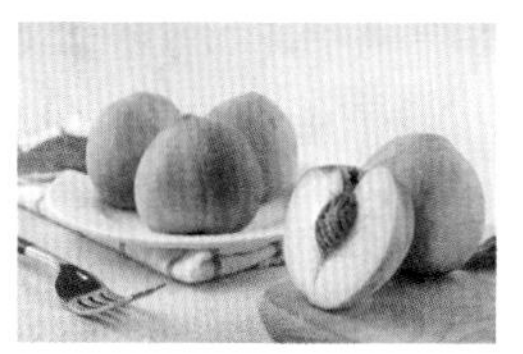

【别名】山毛桃，野桃，桃实。

【食味】甘，酸，温。

【功用】生津，润肠，活血，消积[7]。用于津少口渴，肠燥便秘，闭经，积聚[7]。

【用法用量】建议食用至少 5 天。

【宜忌】不宜多食[7]。

【推荐食谱】蜜桃拌糖醋萝卜[50]。

甜瓜

【别名】甘瓜，香瓜，果瓜，熟瓜，穿肠瓜。

【食味】甘，寒[7]。

【功用】清暑热，解烦渴，利小便[7]。用于烦热口渴，小便不利，暑热下痢腹痛[7]。

【用法用量】建议食用至少 3 天。

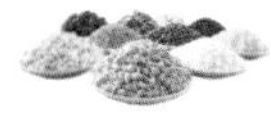

【宜忌】脾胃虚寒、腹胀便溏者禁服[7]。

【推荐食谱】甜瓜芹菜汁。

乌梅

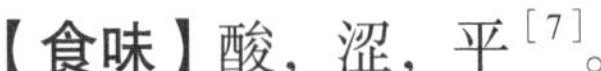

【别名】梅实，黑梅，熏梅，桔梅肉。

【食味】酸，涩，平[7]。

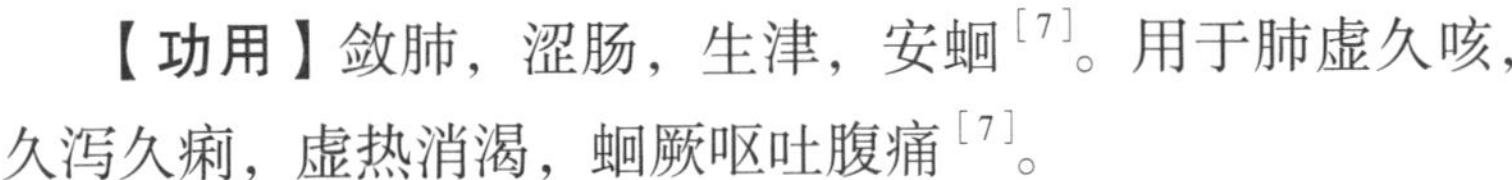

【功用】敛肺，涩肠，生津，安蛔[7]。用于肺虚久咳，久泻久痢，虚热消渴，蛔厥呕吐腹痛[7]。

【用法用量】建议食用至少 3 天。

【宜忌】不宜多食久食[7]。

【推荐食谱】乌梅粥[40]。

无花果

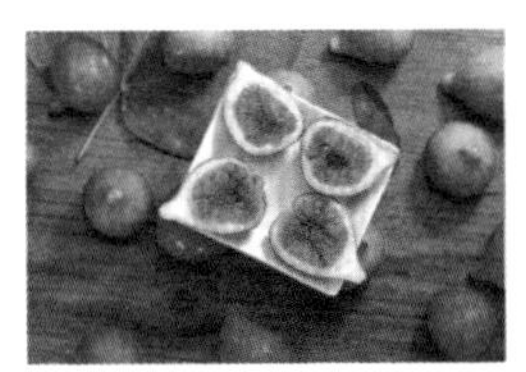

【别名】阿驵，阿驿，底珍，映日果，优县钵，蜜果，文仙果，挣桃。

【食味】甘，凉[7]。

【功用】清热生津，健脾开胃，解毒消肿[7]。用于咽喉肿痛，燥咳声嘶，乳汁稀少，肠热便秘，食欲不振，泄泻，痈肿，癣疾[7]。

【用法用量】建议食用至少 3 天。

【宜忌】中寒者忌食[7]。

【推荐食谱】无花果煮鸡蛋[50]。

西瓜

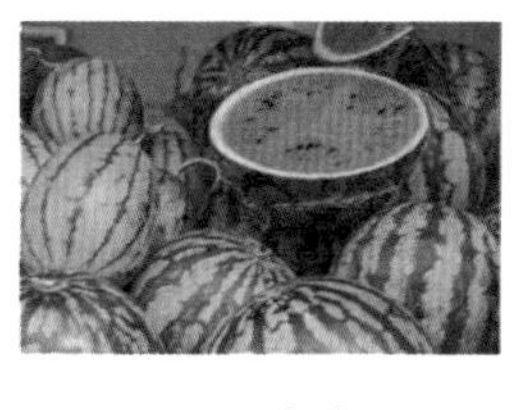

【别名】寒瓜，天生白虎汤。

【食味】甘，寒[7]。

【功用】清热利尿，解暑生津[7]。用于暑热烦渴，热盛津伤，小便不利，喉痹，口疮[7]。

【用法用量】建议食用至少 1 天。

【宜忌】中寒湿盛者禁服[7]。

【推荐食谱】西瓜蜂蜜饮[50]。

杏子

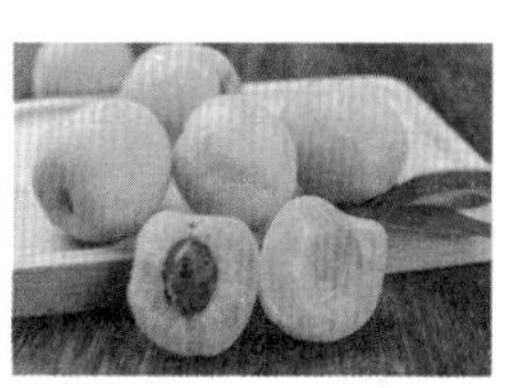

【别名】杏实。

【食味】酸，甘，温[7]。

【功用】润肺定喘，生津止渴[7]。用于肺燥咳嗽，津伤口渴[7]。

【用法用量】建议食用至少 1 天。

【宜忌】不宜多食[7]。

【推荐食谱】杏子菊花茶[50]。

杨梅

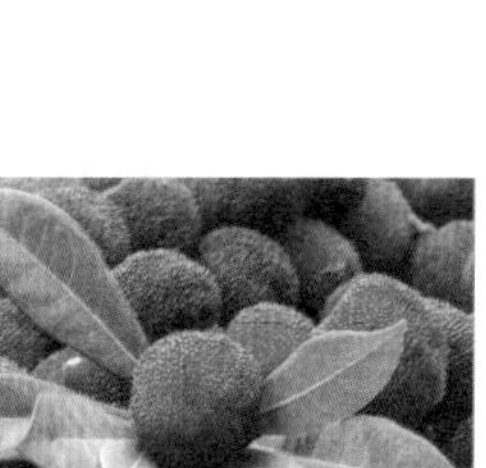

【别名】机子，圣生梅，白蒂梅，椴梅。

【食味】甘，酸，温[7]。

【功用】生津止渴，和中消食，解酒，涩肠，止血[7]。主要用于烦渴，呕吐，呃逆，胃痛，

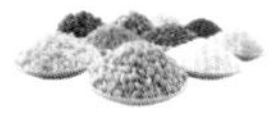

食欲不振，食积腹痛，饮酒过度，腹泻，痢疾，衄血，头痛，跌打损伤，骨折，烫火伤[7]。

【用法用量】建议食用至少 1 天。

【宜忌】多食损齿[7]。

【推荐食谱】杨梅汁粥。

榆仁酱

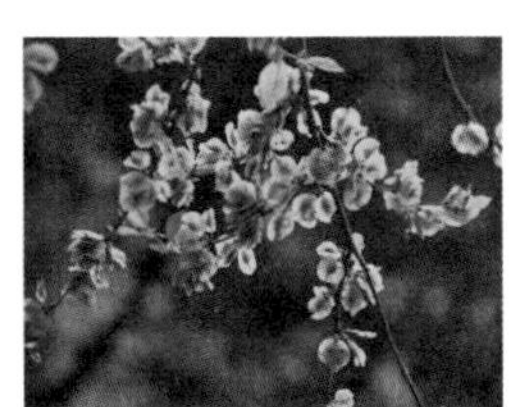

【别名】榆酱。

【食味】辛，温[7]。

【功用】温中行气，杀虫[7]。用于心腹冷痛，虫积腹痛，疮癣[7]。

【用法用量】建议食用至少 3 天。

【宜忌】不宜多食[7]。

【推荐食谱】榆钱粥。

香蕉

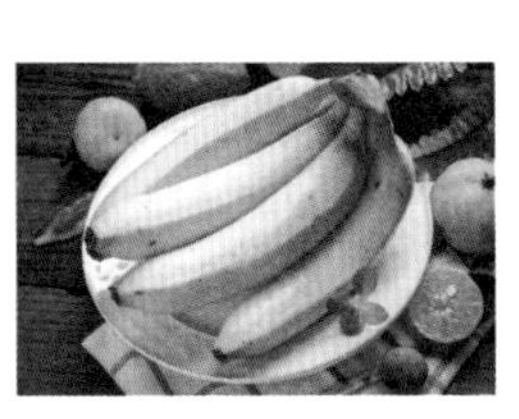

【别名】蕉子，蕉果，甘蕉，香蕉，香牙蕉，龙奶奶。

【食味】甘，寒[56]。

【功用】清热，润肺，滑肠，解毒[7]。用于热病烦渴，肺燥咳嗽，便秘，痔疮[7]。

【用法用量】建议食用至少 3 天。

【宜忌】明显水肿和禁盐病人不宜多吃，糖尿病病人少吃[40]。

【推荐食谱】香蕉蜂蜜[50]。

香橼

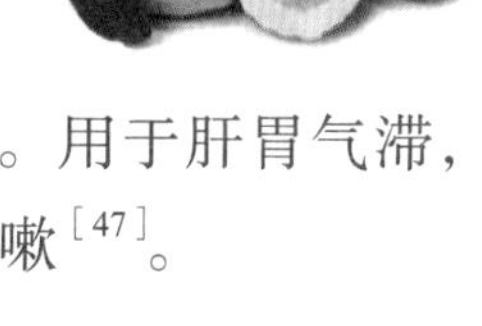

【别名】枸橼，枸橼子，香泡树，香橼柑。

【食味】辛，苦，酸，温[47]。

【功用】疏肝理气，宽中，化痰[47]。用于肝胃气滞，胸胁胀痛，脘腹痞满，呕吐噫气，痰多咳嗽[47]。

【用法用量】建议食用至少2天。

【宜忌】虚人慎服[7]。

【推荐食谱】香橼蜂蜜水。

樱桃

【别名】含桃，山朱樱，楔，荆桃，朱樱，朱桃，朱樱桃，樱，李桃，奈桃，紫樱。

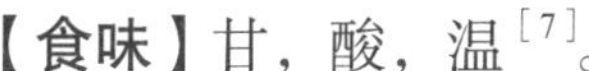

【食味】甘，酸，温[7]。

【功用】补脾益肾[7]。用于脾虚泄泻，肾虚遗精，腰腿疼痛，四肢不仁，瘫痪[7]。

【用法用量】建议食用至少2天。

【宜忌】不宜多食[7]。

【推荐食谱】樱桃甜汤。

椰子

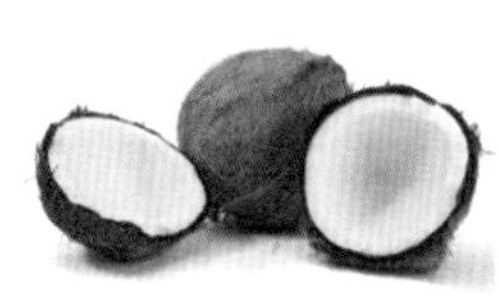

【别名】胥余，越王头，胥耶，可可椰子。

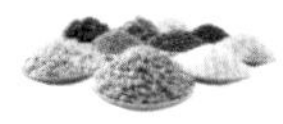

【食味】甘，辛，平[7]。

【功用】椰子汁补虚，生津，利尿，主血。主要用于口干烦渴，水肿，吐血。椰子肉益气健脾，杀虫消疳。主要用于疳积，姜片虫病[7]。

【用法用量】建议食用至少3天。

【宜忌】患疮疥、喘咳者忌[7]。

【推荐食谱】椰汁桂圆饮[50]。

余甘子

【别名】卷摩勒，余甘，庵摩勒，土橄榄，望果，油甘子，牛甘子，橄榄子，油柑。

【食味】甘，酸，凉[47]。

【功用】清热凉血，消食健胃，生津止咳[47]。用于血热血瘀，消化不良，腹胀，咳嗽，喉痛，口干[47]。

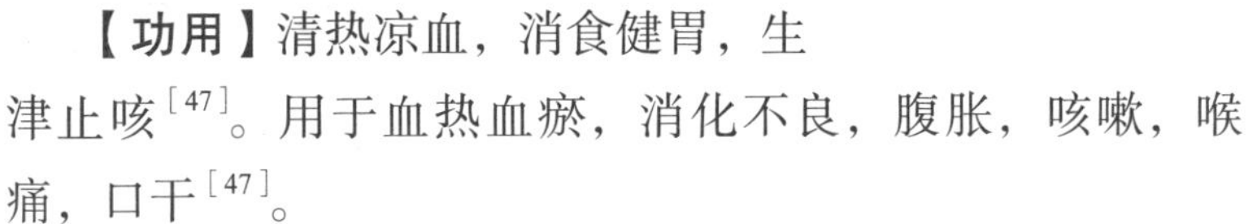

【用法用量】建议食用至少3天。

【宜忌】脾胃虚寒者慎服[7]。

【推荐食谱】盐水余甘子。

柚

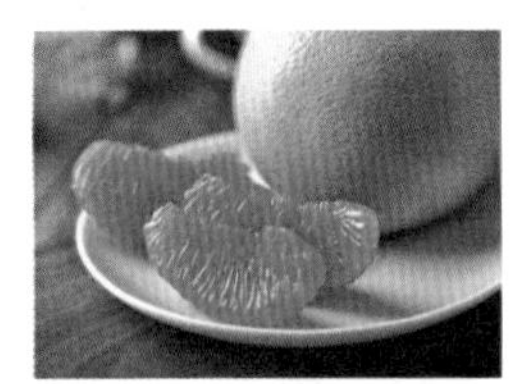

【别名】条，雷柚，柚子，胡柑，臭橙，臭柚，文旦，朱栾，香栾。

【食味】甘、酸，寒[7]。

【功用】消食，化痰，醒酒。用于

饮食积滞，食欲不振，醉酒[7]。

【用法用量】建议食用至少 3 天。

【宜忌】服药期间禁止食用，痛经者不宜食用，体虚寒者应少食。

【推荐食谱】蜜汁柚瓣[50]。

益智仁

【别名】益智子，摘苧子。

【食味】辛，温[47]。

【功用】暖肾固精缩尿，温脾止泻摄唾[47]。用于肾虚遗尿，小便频数，遗精白浊，脾寒泄泻，腹中冷痛，口多唾涎[47]。

【用法用量】建议食用至少 1 天。

【宜忌】阴虚火旺者禁服[7]。

【推荐食谱】益智仁粥。

郁李仁

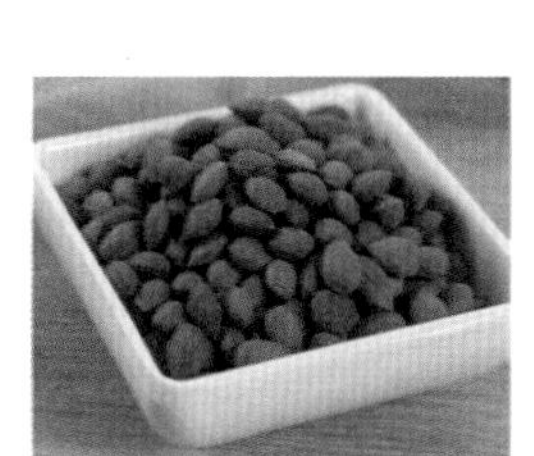

【别名】郁子，郁里仁，李仁肉，小李仁。

【食味】辛，苦，甘，平[47]。

【功用】润肠通便，下气利水[47]。用于津枯肠燥，食积气滞，腹胀便秘，水肿，脚气，小便不利[47]。

【用法用量】建议食用至少 3 天。

【宜忌】孕妇慎服[7]。

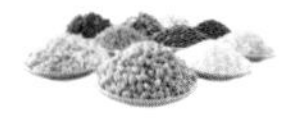

【推荐食谱】郁李仁粥。

枳椇子

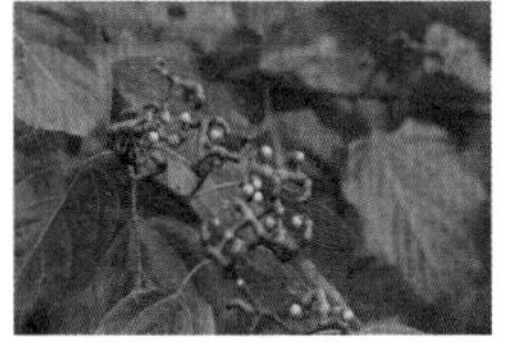

【别名】木蜜，树蜜，木饧，蜜屈律，木珊瑚，鸡爪子，万寿果，酸枣，转钮子，万字果。

【食味】甘，平[18，57]。

【功用】解酒毒，止渴除烦，止呕，利大小便。主要用于醉酒，烦渴，呕吐，二便不利[18，57]。

【用法用量】建议食用至少5天。

【宜忌】脾胃虚寒者禁服[18，57]。

【推荐食谱】枳椇子酒。

栀子

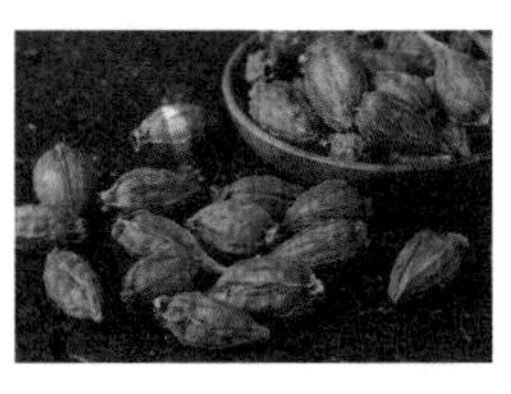

【别名】黄栀子，黄果树，山栀子，红枝子。

【食味】苦，寒[47]。

【功用】生栀子泻火除烦，清热利湿，凉血解毒；外用消肿止痛[47]。用于热病心烦，湿热黄疸，淋证涩痛，血热吐衄，目赤肿痛，火毒疮疡；外治扭挫伤痛。焦栀子，凉血止血，用于血热吐血，衄血，尿血，崩漏[47]。

【用法用量】建议食用至少3天。

【宜忌】脾虚便溏者不宜用[7]。

【推荐食谱】栀子仁莲子粥。

紫苏子

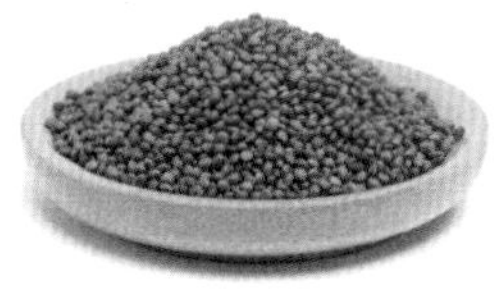

【**别名**】苏子，黑苏子，铁苏子，任子。

【**食味**】辛，温[47]。

【**功用**】降气化痰，止咳平喘，润肠通便[47]。用于痰壅气逆，咳嗽气喘，肠燥便秘[47]。

【**用法用量**】建议食用至少3天。

【**宜忌**】肺虚咳喘，脾虚便溏者禁服[7]。

【**推荐食谱**】麻子苏子粥[40]。

榛子

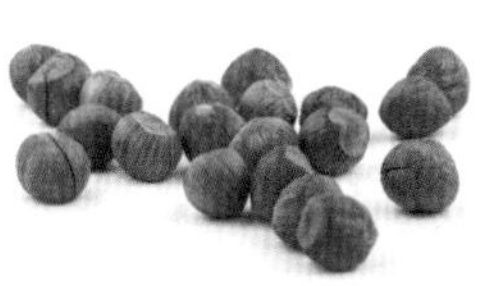

【**别名**】槌子。

【**食味**】甘，平[7]。

【**功用**】健脾和胃，润肺止咳[40]。适用于病后体弱，脾虚泄泻，食欲不振，咳嗽[7]。

【**用法用量**】建议食用至少5天。

【**宜忌**】一般人均可食用。

【**推荐食谱**】榛子炒鸡丁[50]。

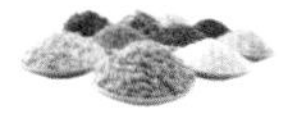

茶饮调料类

酒

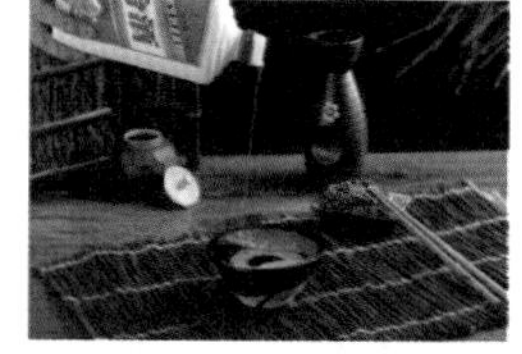

【别名】欢伯，杯中物，金波，白堕，冻醪，壶觞，壶中物，酌，酤，醑，醍醐。

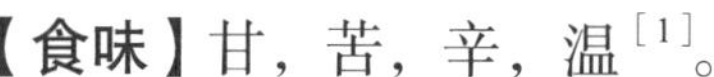

【食味】甘，苦，辛，温[1]。

【功用】通血脉，行药势。用于风寒痹痛，筋脉挛急，胸痹心痛，脘腹冷痛。

【用法用量】建议适量食用，过量食用有害身体健康。

【宜忌】阴虚，失血及湿热甚者禁服。

酒酿

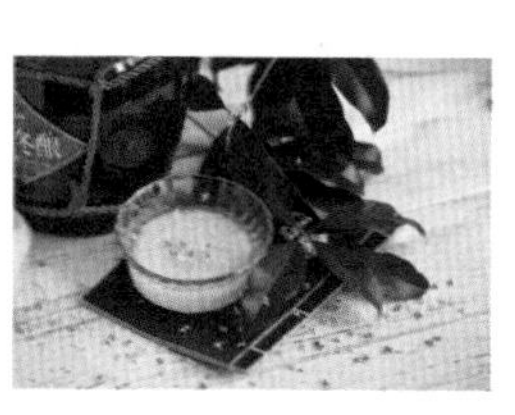

【别名】酒窝，浮蛆。

【食味】甘，辛，温[1]。

【功用】补气，生津，活血。用于痘疹透发不起，乳痈肿痛，头痛头风。

【用法用量】建议食用至少3天。

【宜忌】一般人均可食用。

酒糟

【别名】甜糟，糟，红糟，酒醅糟，粕。

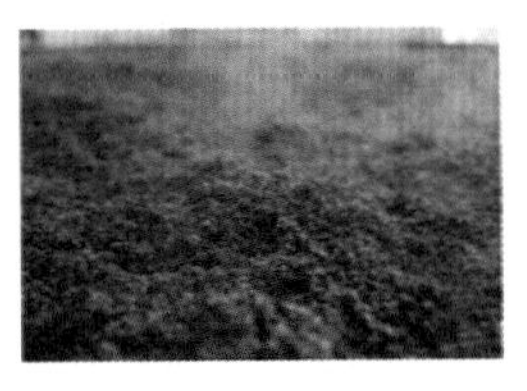

【食味】甘，辛，温[1]。

【功用】活血止痛，温中散寒。用于外伤瘀滞疼痛，冻疮，风寒湿痹，蛇伤，蜂蜇伤。

【用法用量】建议食用至少3天。

【宜忌】江米酒忌与味精同食，否则会中毒。

白砂糖

【别名】白糖，白霜糖，糖霜，石蜜。

【食味】甘，平[1]。

【功用】和中缓急，生津润燥。用于中虚腹痛，口干燥渴，肺燥咳嗽。

【用法用量】建议食用至少1天。

【宜忌】中满者勿服，多食助热，损齿生虫[58]。

八角茴香

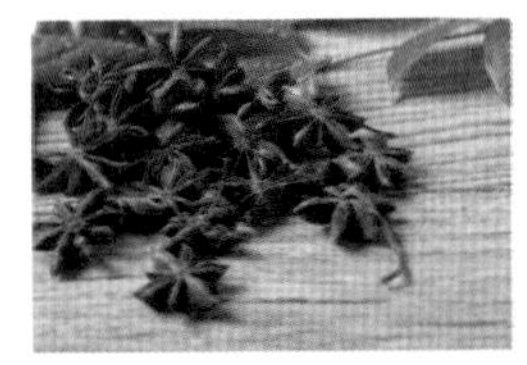

【别名】舶上茴香，大茴香，舶茴香，八角珠，八角大茴，八角，大料，五香八角。

【食味】辛，温[47]。

【功用】温阳散寒，理气止痛。用于寒疝腹痛，肾虚腰痛，胃寒呕吐，脘腹冷痛[47]。

【用法用量】建议食用至少1天。

【宜忌】火旺者禁服[1]。

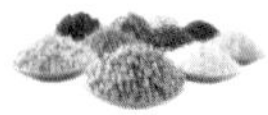

薄荷

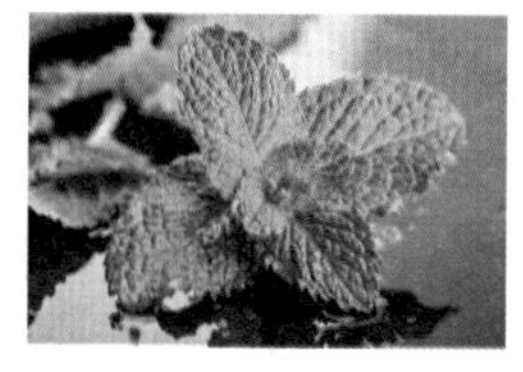

【别名】蕃荷菜，南薄荷，猫儿薄苛，野薄荷，升阳菜，薄苛，蔢荷，苏薄荷。

【食味】辛，凉[47]。

【功用】疏散风热，清利头目，利咽，透疹，疏肝行气。用于风热感冒，头痛，目赤，喉痹，口疮，风疹，胸胁胀闷。

【用法用量】建议食用至少2天。

【宜忌】表虚汗多者禁服[1]。

醋

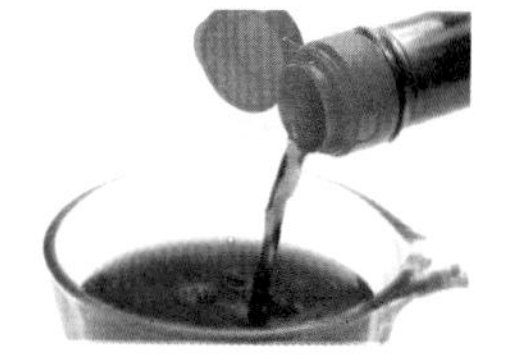

【别名】苦酒，米醋。

【食味】酸，甘，温[1]。

【功用】散瘀消积，止血，安蛔，解毒。用于产后血晕，癥瘕积聚，吐血，衄血，便血，虫积腹痛，鱼肉菜毒，痈肿疮毒。

【用法用量】建议食用至少2天。

【宜忌】脾胃湿重，痿痹，筋脉拘挛者慎服。

草果

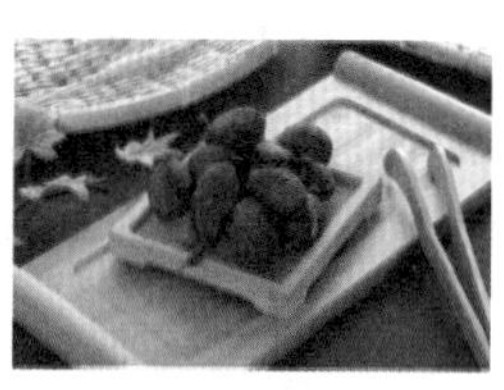

【别名】草果仁，草果子，老蔻。

【食味】辛，温[1]。

【功用】燥湿温中，截疟除痰。用

于寒湿内阻，脘腹胀痛，痞满呕吐，疟疾寒热，瘟疫发热。

【用法用量】建议食用至少 1 天。

【宜忌】阴虚血少者禁服[1]。

大蒜

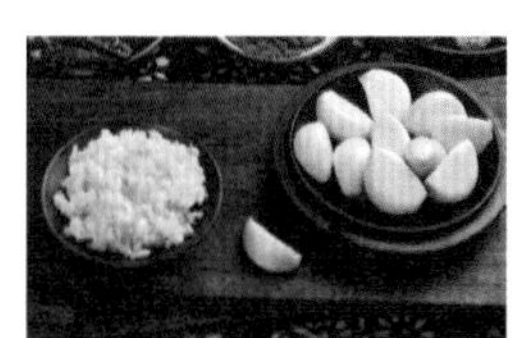

【别名】胡蒜，独头蒜，葫，独蒜，青蒜，蒜，蒜头，萨日木斯格，高格札。

【食味】辛，温[47]。

【功用】解毒消肿，杀虫，止痢。用于痈肿疮疡，疥癣，肺痨，顿咳，泄泻，痢疾。

【用法用量】建议食用至少 3 天。

【宜忌】阴虚火旺，肝热目疾，口齿喉舌诸患及时行病后均禁服生品，慎服熟品。敷脐，作栓剂或灌肠均不宜于孕妇。外用对局部有强烈的刺激性，能引起灼热，疼痛，发泡，故不可过久敷[1]。

蜂蜜

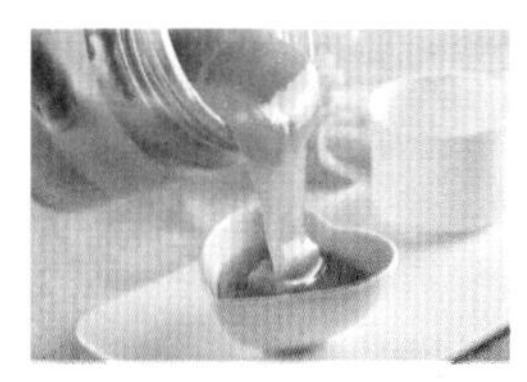

【别名】蜂糖，白蜜，食蜜，百花精，石蜜，石饴，食蜜，蜜，白沙蜜，蜜糖，沙蜜，蜡蜂，东方蜂蜜。

【食味】甘，平[1]。

【功用】补中，润燥，止痛，解毒；外用生肌敛疮。用于脘腹虚痛，肺燥干咳，肠燥便秘，解乌头类药毒；外治疮疡不敛，水火烫伤。

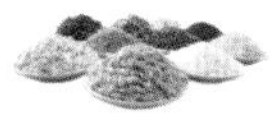

【用法用量】建议食用至少 5 天。

【宜忌】多食亦生湿热虫，小儿尤为戒之[21]。

桂皮

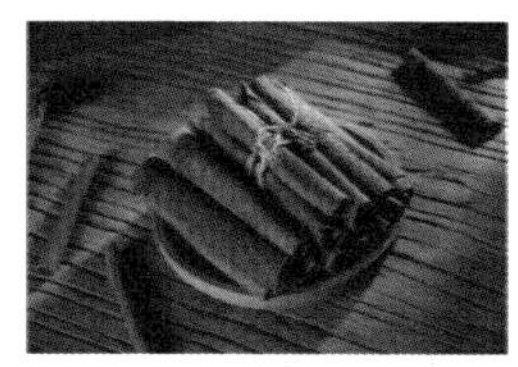

【别名】山肉桂，土桂，山桂皮，上肉桂，山玉桂。

【食味】辛，甘，温[1]。

【功用】温中散寒，理气止痛。用于脘腹冷痛，呕吐泄泻，腰膝酸冷，寒疝腹痛，寒湿痹痛，瘀滞痛经，血痢，肠风，跌打肿痛，创伤出血等。

【用法用量】建议食用至少 3 天。

【宜忌】凡阴虚火旺、热病伤津等证者，均当忌食桂皮。

小茴香

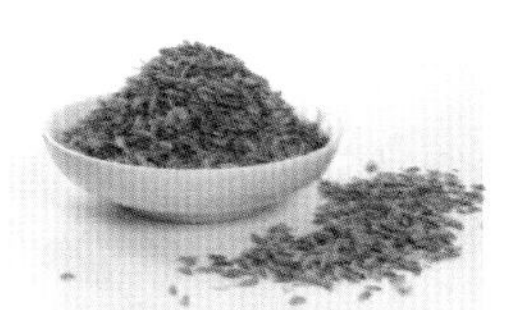

【别名】小茴香，谷茴香，茴香子，土茴香，野茴香，大茴香，谷香，香子，小香，茴香，香丝菜。

【食味】辛，温[47]。

【功用】散寒止痛，理气和胃。用于寒疝腹痛，睾丸偏坠，痛经，少腹冷痛，脘腹胀痛，食少吐泻。盐小茴香暖肾散寒止痛。用于寒疝腹痛，睾丸偏坠，经寒腹痛。

【用法用量】建议食用至少 1 天。

【宜忌】阴虚火旺者禁服[1]。

红糖

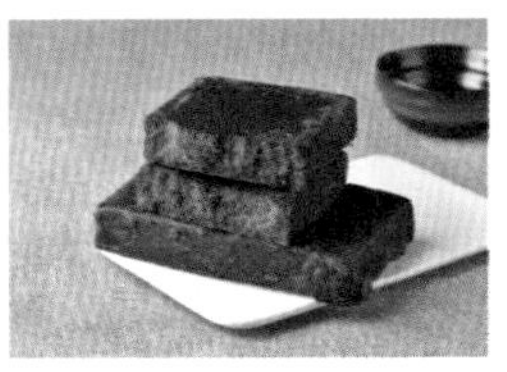

【别名】紫砂糖，黑砂糖，黄糖，砂糖，赤砂糖。

【食味】甘，温[1]。

【功用】补脾缓肝，活血散瘀。用于产后恶露不行，口干呕哕，虚羸寒热。

【用法用量】建议食用至少 3 天。

【宜忌】湿热中满者及儿童慎服。

花生油

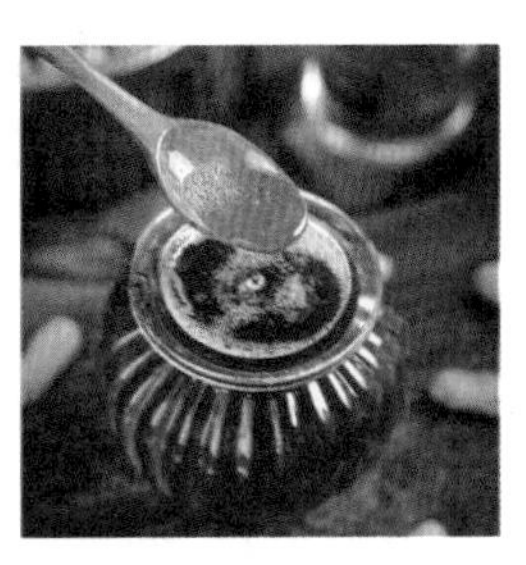

【别名】落花生油，果油。

【食味】甘，平，气腥。

【功用】润燥，滑肠，去积。用于蛔虫性肠梗阻，胎衣不下，烫伤[1]。

【用法用量】建议食用至少 1 天。

【宜忌】患有高血脂，脂肪肝等症状的人不宜多食。

花椒

【别名】椴，大椒，秦椒，蜀椒，南椒，巴椒，蓎藙，陆拨，汉椒，点椒，香椒，大花椒，椒目。

【食味】辛，温[47]。

【功用】温中止痛，杀虫止痒。用于脘腹冷痛，呕吐泄

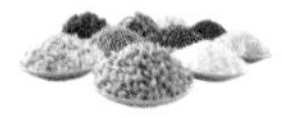

泻，虫积腹痛；外治湿疹，阴痒。

【用法用量】建议食用至少 1 天。

【宜忌】阴虚火旺者禁服，孕妇慎服[1]。

荷叶

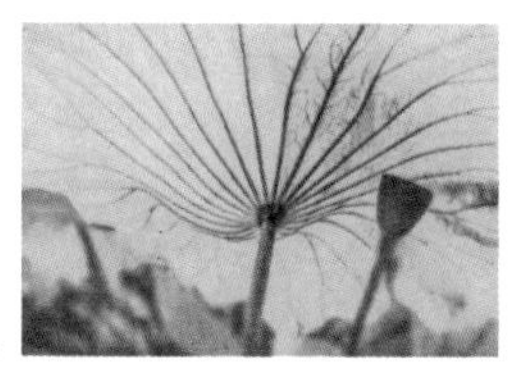

【别名】莲花茎，莲茎，莲叶，蕸。

【食味】苦，平[47]。

【功用】清暑化湿，升发清阳，凉血止血。用于暑热烦渴，暑湿泄泻，脾虚泄泻，血热吐衄，便血崩漏。荷叶炭止血，用于出血症和产后血晕。

【用法用量】建议食用至少 3 天。

【宜忌】气血虚者慎服[1]。

胡椒

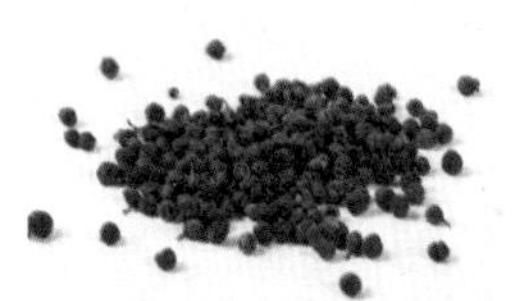

【别名】胡椒，黑胡椒，昧履支，浮椒，玉椒，白胡椒，胡珠，炮瓦日，那勒沙木。

【食味】辛，热[47]。

【功用】温中散寒，下气，消痰。用于胃寒呕吐，腹痛泄泻，食欲不振，癫痫痰多。

【用法用量】建议食用至少 1 天。

【宜忌】热病及阴虚有火者禁服，孕妇慎服[1]。

酱

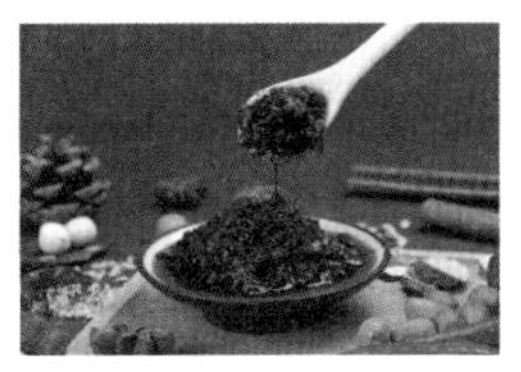

【别名】大酱。

【食味】咸，甘，平[1]。

【功用】清热解毒。用于蛇虫蜂螫毒，烫火伤，疠疡风，浸淫疮，中鱼、肉、蔬菜毒。

【用法用量】建议食用至少 3 天。

【宜忌】不宜多食。

橘皮

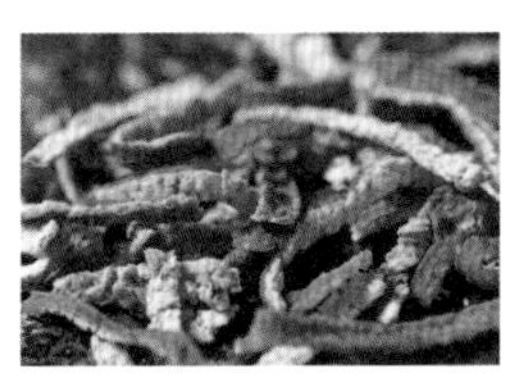

【别名】陈皮，贵老，黄橘皮，橘子皮，广橘皮。

【食味】苦，辛，温[47]。

【功用】理气健脾，燥湿化痰。用于脘腹胀满，食少吐泻，咳嗽痰多。

【用法用量】建议食用至少 3 天。

【宜忌】气虚，阴虚者慎服[1]。

麻油

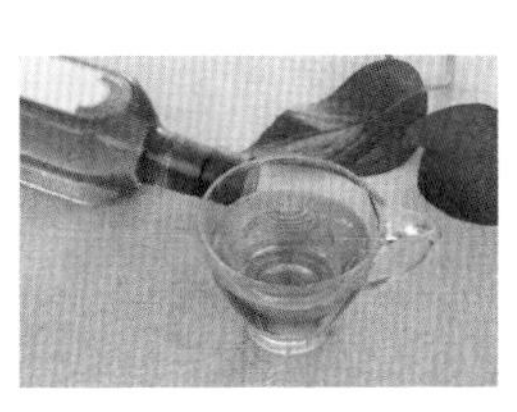

【别名】胡麻油，乌麻油，芝麻油，香油，生油，脂麻油，清油。

【食味】甘，凉[1]。

【功用】润滑剂及赋形剂。内服可润肠，润肺；外用作为软膏及硬膏基质[47]。

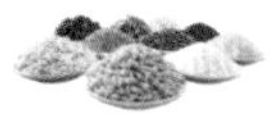

【用法用量】建议食用至少 3 天。

【宜忌】脾虚便溏者忌服[1]。

紫苏叶

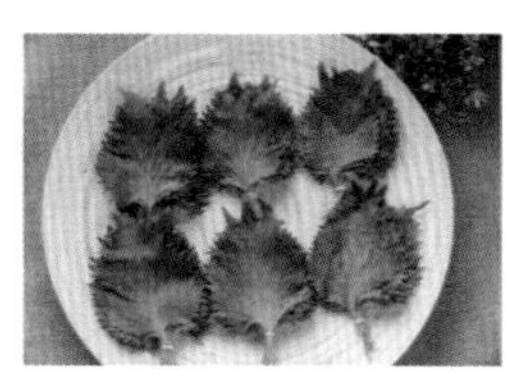

【别名】苏，苏叶，紫菜。

【食味】辛，温[47]。

【功用】解表散寒，行气和胃。用于风寒感冒，咳嗽呕恶，妊娠呕吐，鱼蟹中毒。

【用法用量】建议食用至少 1 天。

【宜忌】阴虚，气虚及温病者慎服[1]。

生姜

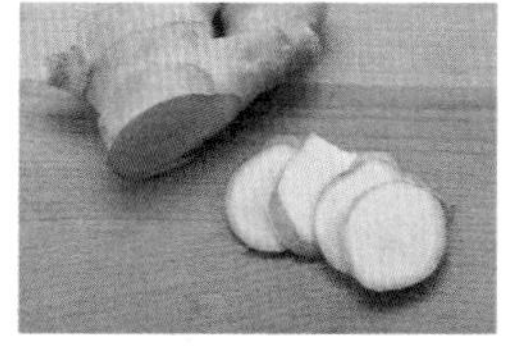

【别名】生姜，白姜，川姜，山，凯。

【食味】辛，微温[47]。

【功用】解表散寒，温中止呕，化痰止咳，解鱼蟹毒。用于风寒感冒，胃寒呕吐，咳嗽，鱼蟹中毒。

【用法用量】建议食用至少 3 天。

【宜忌】阴虚内热及实热证禁服[1]。

味精

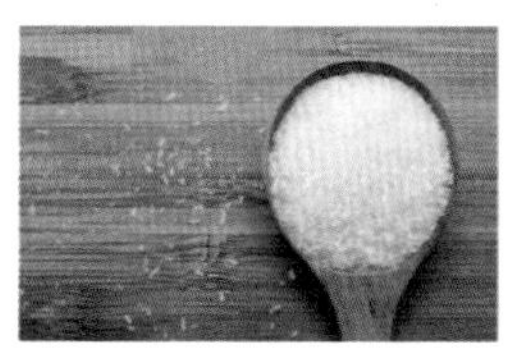

【别名】味素。

【食味】平，酸。

【功用】滋补，开胃，助消化。

【用法用量】建议食用至少1天。现代饮食倡导不宜多食。

【宜忌】加入味精后忌高热久煮。

食盐

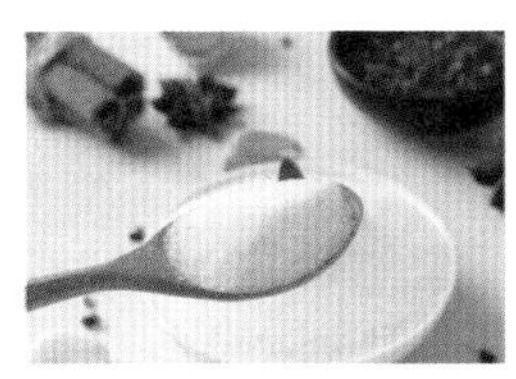

【别名】咸鹾，盐。

【食味】咸，寒[1]。

【功用】涌吐，凉血，解毒，软坚。用于食停上脘，心腹胀痛，胸中痰癖，二便不通，气淋，小便血，齿龈出血，喉痛，牙痛，目翳，疮疡，毒虫螫伤。

【用法用量】建议食用至少3天。

【宜忌】咳嗽、口渴慎服，水肿者忌服。

药食两用类

白扁豆花

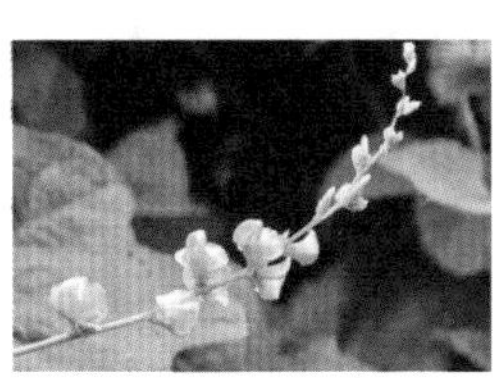

【别名】南豆花。

【食味】甘[59]。

【功用】解暑化湿，和中健脾[7]。用于夏伤暑湿，发热，泄泻，痢疾，赤白带下，跌打伤肿[7]。

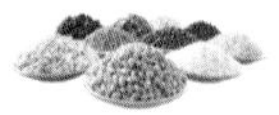

【**用法用量**】建议食用至少 5 天。

【**宜忌**】一般人群均可食用。

【**推荐食谱**】白扁豆花粥[60]。

丁香

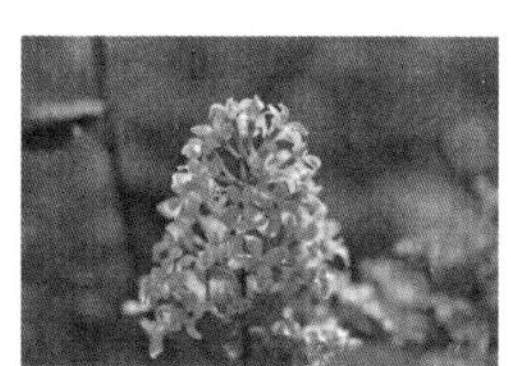

【**别名**】丁子香，支解香，瘦香娇，雄丁香，公丁香，如宇香，百里馨。

【**食味**】辛，温[61]。

【**功用**】温中降逆，补肾助阳[62]。用于脾胃虚寒，呃逆呕吐，食少吐泻，心腹冷痛，肾虚阳痿[62]。

【**用法用量**】建议食用至少 3 天。

【**宜忌**】阳热诸证及阴虚内热者禁服[7]。

【**推荐食谱**】丁香蒸梨[63]。

淡竹叶

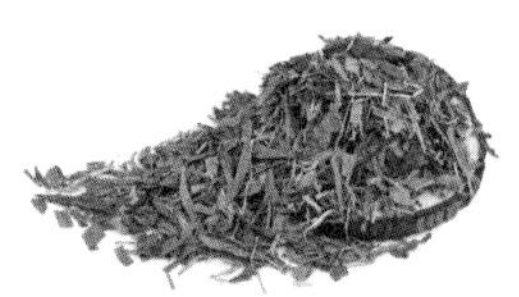

【**别名**】竹叶门冬青，迷身草，山鸡米，金竹叶，长竹叶，山冬，地竹，淡竹来，林下竹。

【**食味**】甘，淡，寒[64]。

【**功用**】清热泻火，除烦止渴，利尿通淋[65]。用于热病烦渴，小便短赤涩痛，口舌生疮[65]。

【**用法用量**】建议食用至少 1 天。

【**宜忌**】无实火、无湿热者慎服，体虚有寒者禁服[7]。

【**推荐食谱**】淡竹叶茶[66]。

阿胶

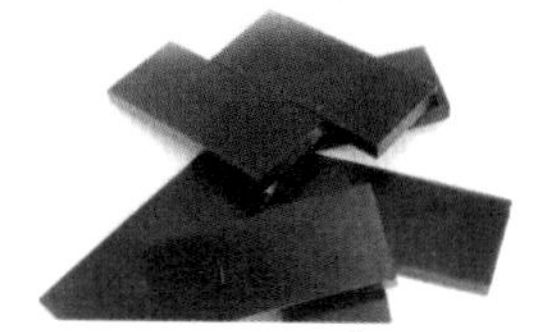

【别名】傅致胶，盆覆胶，驴皮胶。

【食味】甘，平[62]。

【功用】补血滋阴，润燥，止血[62]。用于血虚萎黄，眩晕心悸，肌痿无力，心烦不眠，虚风内动，肺燥咳嗽，劳嗽咯血，吐血尿血，便血崩漏，妊娠胎漏[63]。

【用法用量】建议食用至少3天。

【宜忌】脾胃虚弱、消化不良者慎服[7]。

【推荐食谱】阿胶鸡蛋羹[67]。

茯苓

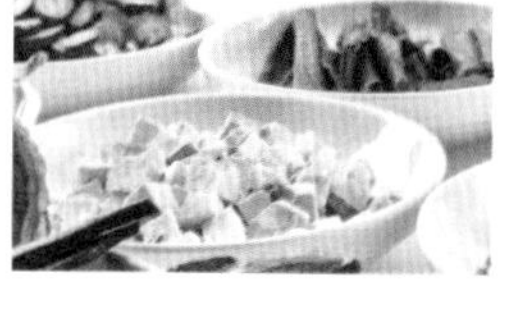

【别名】不死面，松薯，松苓，松木薯。

【食味】甘，淡，平[68]。

【功用】利水渗湿，健脾，宁心[62]。用于水肿尿少，痰饮眩悸，脾虚食少，便溏泄泻，心神不安，惊悸失眠[62]。

【用法用量】建议食用至少5天。

【宜忌】阴虚而无湿热、虚寒滑精、气虚下陷者慎服[7]。

【推荐食谱】茯苓赤豆薏米粥[69]。

当归

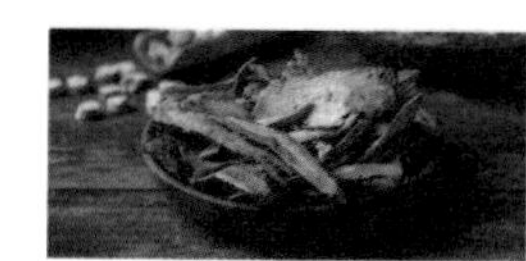

【别名】干归，马尾当归，秦归，

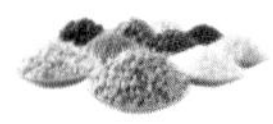

马尾归，云归，西当归。

【食味】甘，辛，温[70]。

【功用】补血活血，调经止痛，润肠通便[62]。用于血虚萎黄，眩晕心悸，月经不调，经闭痛经，虚寒腹痛，风湿痹痛，跌扑损伤，痈疽疮疡，肠燥便秘。酒当归活血通经，用于经闭痛经、风湿痹痛、跌扑损伤[62]。

【用法用量】建议食用至少 3 天。

【宜忌】热盛出血患者禁服，湿盛中满及大便溏泄者慎服[7]。

【推荐食谱】当归生姜羊肉汤[71]。

淡豆豉

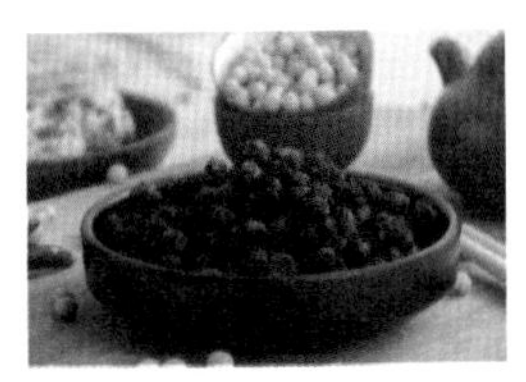

【别名】香豉，豉，淡豉，大豆豉。

【食味】苦，辛，凉[62]。

【功用】解表，除烦，宣发郁热[62]。用于感冒，寒热头痛，烦躁胸闷，虚烦不眠[62]。

【用法用量】建议食用至少 3 天。

【宜忌】胃虚易泛恶者慎服[65]。

【推荐食谱】淡豆豉烧鲫鱼[60]。

党参

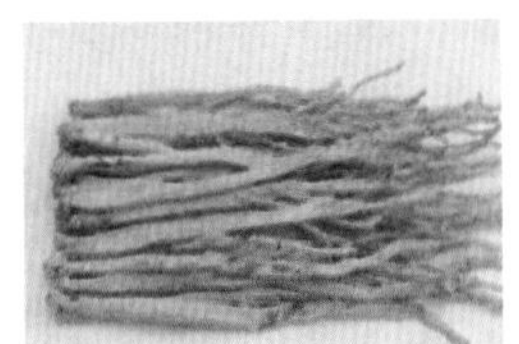

【别名】上党人参，黄参，防党参，上党参，狮头参，中灵草。

【食味】甘，平[62]。

【功用】健脾益肺，养血生津[62]。用于脾肺气虚，食少倦怠，咳嗽虚喘，气血不足，面色萎黄，心悸气短，津伤口渴，内热消渴[62]。

【用法用量】建议食用至少1天。

【宜忌】不宜与藜芦同用[62]。实证、热证禁服[7]。

粉葛

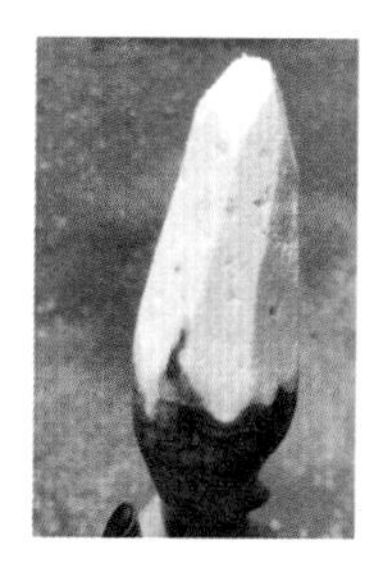

【别名】甘葛，黄葛根。

【食味】甘，辛，凉[72]。

【功用】解肌退热，生津止渴，透疹，升阳止泻，解酒毒[62]。用于外感发热头痛，项背强痛，口渴，消渴，麻疹不透，热痢，泄泻，酒毒伤中[62]。

【用法用量】建议食用至少3天。

【宜忌】表虚多汗与虚阳上亢者慎用[65]。

【推荐食谱】葛根芝麻汤圆[60]。

黄芥子

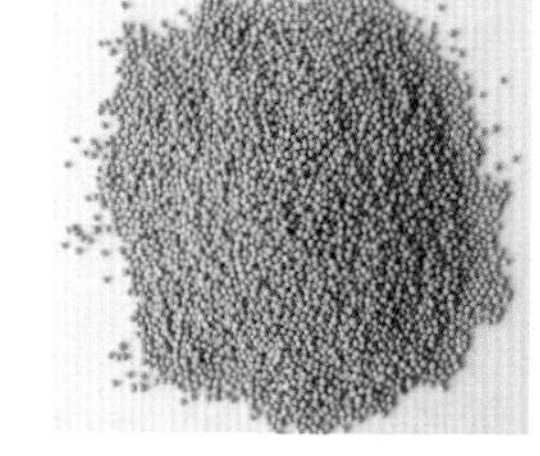

【别名】芥菜子，青菜子，黄芥子。

【食味】辛，热，小毒[62]。

【功用】温中散寒，豁痰利窍，通络消肿[7]。用于胃寒呕吐，心腹冷痛，咳喘痰多，口噤，耳聋，喉痹，风湿痹痛，肢体麻木，妇人经闭，痈肿，瘰病[7]。

【用法用量】建议食用至少1天。

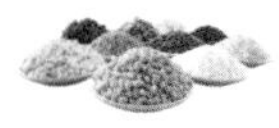

【宜忌】肺虚咳嗽、阴虚火旺者禁服。内服过量可致呕吐。外敷一般不超过 10 ～ 15 分钟，时间过长，易起泡化脓[7]。

【推荐食谱】芥子茶[60]。

藿香

【别名】广藿香，海霍香。

【食味】辛，微温[62]。

【功用】芳香化浊，和中止呕，发表解暑[62]。用于湿浊中阻，脘痞呕吐，暑湿表证，湿温初起，发热倦怠，胸闷不舒，寒湿闭暑，腹痛吐泻，鼻渊头痛[62]。

【用法用量】建议食用至少 1 天。

【宜忌】阴虚者禁服[7]。

【推荐食谱】藿香黄鳝[73]。

黄芪

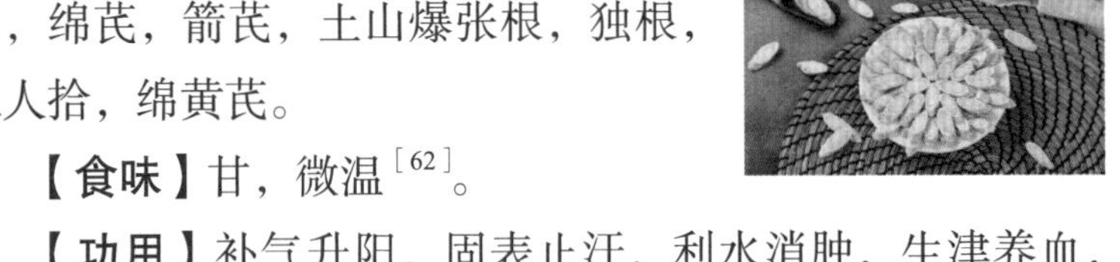

【别名】百本，王孙，百药绵，羊肉，绵芪，箭芪，土山爆张根，独根，二人抬，绵黄芪。

【食味】甘，微温[62]。

【功用】补气升阳，固表止汗，利水消肿，生津养血，行滞通痹，托毒排脓，敛疮生肌[62]。用于气虚乏力，食少便溏，中气下陷，久泻脱肛，便血崩漏，表虚自汗，气虚水肿，内热消渴，血虚萎黄，半身不遂，痹痛麻木，痈疽难溃，久溃不敛[62]。

【用法用量】建议食用至少 1 天。

【宜忌】表实邪盛、食积停滞、肝郁气滞、痈疽初起或溃后热毒尚盛等实证，以及阳亢者均慎服[7]。

黄精

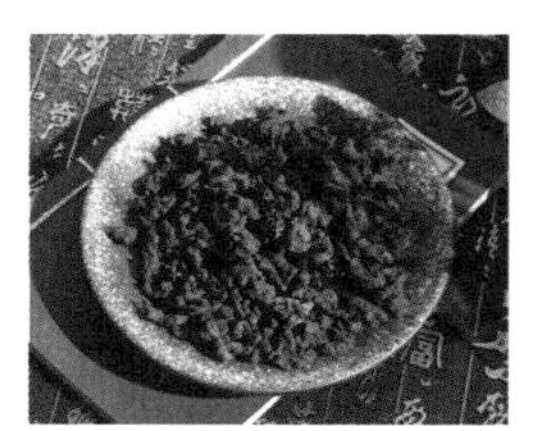

【别名】白及，兔竹，垂珠，鸡格，米脯，菟竹，鹿竹，重楼，救穷，苟格，马箭，仙人余粮，气精，黄芝，生姜，野生姜，米铺，野仙姜，山生姜，玉竹黄精，白及黄精，土灵芝，老虎姜，山捣白，鸡头参，懒姜。

【食味】甘，平[62]。

【功用】补气养阴，健脾，润肺，益肾[62]。用于脾胃气虚，体倦乏力，胃阴不足，口干食少，肺虚燥咳，劳嗽咳血，精血不足，腰膝酸软，须发早白，内热消渴[62]。

【用法用量】建议食用至少 3 天。

【宜忌】中寒泄泻，痰湿痞满气滞者禁服[7]。

【推荐食谱】黄精当归蛋[73]。

决明子

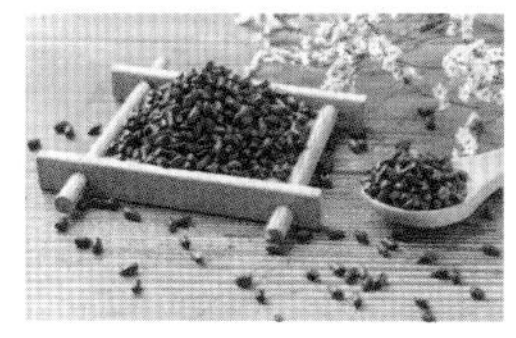

【别名】草决明，羊明，羊角，马蹄决明，还瞳子，狗屎豆，假绿豆，马蹄子，羊角豆，野青豆，大号山土豆，猪骨明。

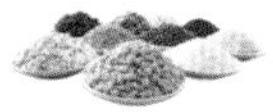

【食味】甘，苦，咸，微寒[74]。

【功用】清热明目，润肠通便[7]。用于目赤涩痛，羞明多泪，头痛眩晕，目暗不明，大便秘结[7]。

【用法用量】建议食用至少 3 天。

【宜忌】脾胃虚寒及便溏者慎服[7]。

【推荐食谱】决明子茶[74]。

鸡内金

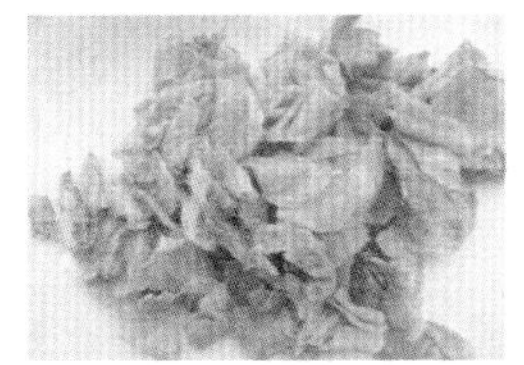

【别名】鸡肫内黄皮，鸡肫皮，鸡黄皮，鸡食皮，鸡合子，鸡中金，化石胆，化骨胆。

【性味】甘，平[62]。

【功用】健胃消食，涩精止遗，通淋化石。用于食积不消，呕吐泻痢，小儿疳积，遗尿，遗精，石淋涩痛，胆胀胁痛[62]。

【用法用量】建议食用至少 2 天。

【宜忌】有积消积，无积消人元气，堕胎[75]。

【推荐食谱】内金鳝鱼[73]。

橘红

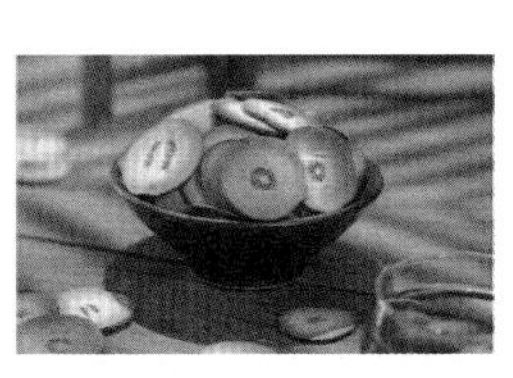

【别名】芸皮，芸红。

【食味】辛，苦，温[76]。

【功用】理气宽中，燥湿化痰[62]。用于咳嗽痰多，食积伤酒，呕恶痞闷[62]。

【用法用量】建议食用至少 2 天。

【宜忌】阴虚燥咳及久嗽气虚者禁服[7]。

桔梗

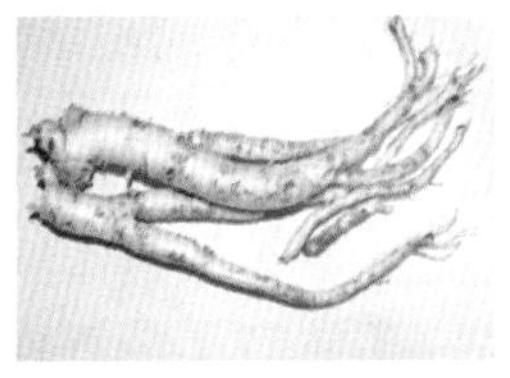

【别名】白药，梗草，卢茹，房图，苦梗，苦桔梗，大药。

【食味】苦，辛，平[62]。

【功用】宣肺，利咽，祛痰，排脓[62]。用于咳嗽痰多，胸闷不畅，咽痛音哑，肺痈吐脓[62]。

【用法用量】建议食用至少2天。

【宜忌】阴虚久咳及咳血者禁服。胃溃疡者慎服。内服过量可引起恶心呕吐[7]。

【推荐食谱】桔梗炖老鸭[60]。

灵芝

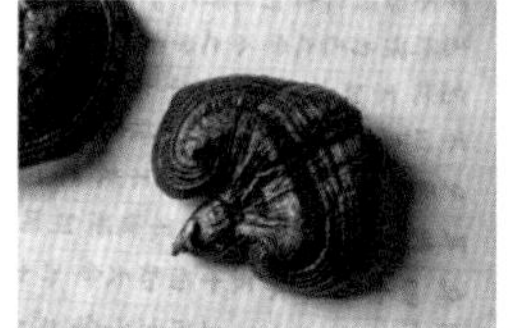

【别名】三秀，茵，芝，灵芝草，木灵芝，菌灵芝。

【食味】甘，平[77]。

【功用】补气安神，止咳平喘。用于心神不宁，失眠心悸，肺虚咳喘，虚劳短气，不思饮食[62]。

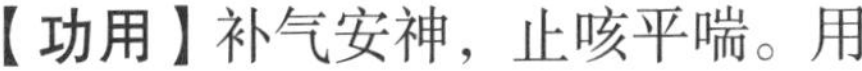

【用法用量】建议食用至少7天。

【宜忌】不宜与扁青、茵陈蒿同食[7]。

麦芽

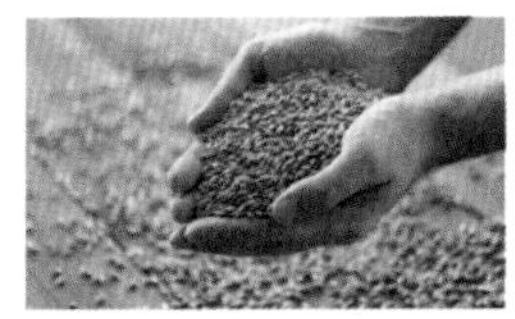

【别名】大麦毛，大麦芽。

【食味】甘，平[63]。

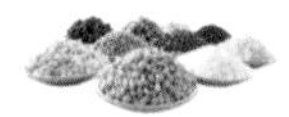

【功用】行气消食，健脾开胃，回乳消胀。用于食积不消，脘腹胀痛，脾虚食少，乳汁郁积，妇女断乳，肝郁胁痛，肝胃气痛[62]。生麦芽健脾和胃，疏肝行气，用于脾虚食少、乳汁郁积。炒麦芽行气消食回乳，用于食积不消、妇女断乳。焦麦芽消食化滞，用于食积不消，脘腹胀痛[62]。

【用法用量】建议食用至少 3 天。

【宜忌】哺乳期妇女禁服。孕妇、无积滞者慎服[7]。

【推荐食谱】麦芽赤豆粥[69]。

肉苁蓉

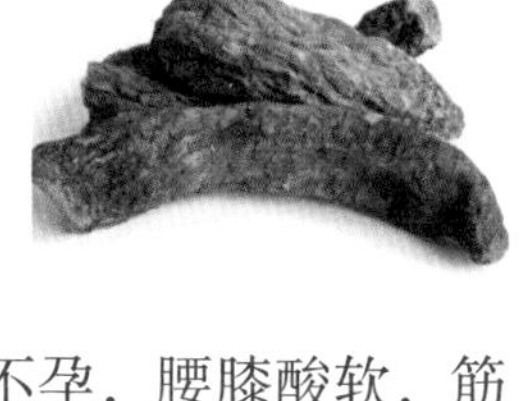

【别名】肉松蓉，黑司令，地精，马足，马芝，苁蓉，大芸，寸芸。

【食味】甘，咸，温[62]。

【功用】补肾阳，益精血，润肠通便[62]。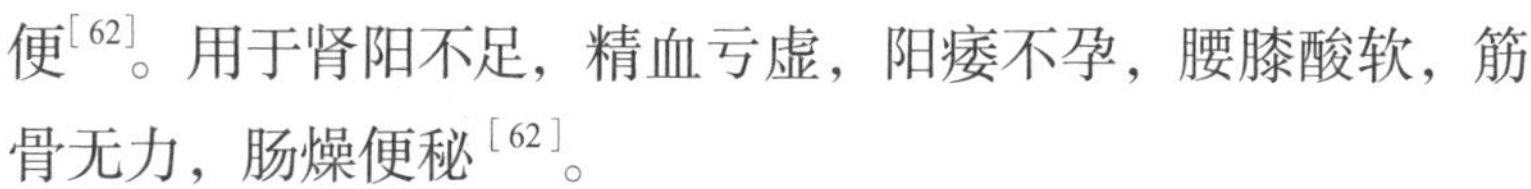用于肾阳不足，精血亏虚，阳痿不孕，腰膝酸软，筋骨无力，肠燥便秘[62]。

【用法用量】建议食用至少 3 天。

【宜忌】相火偏旺、大便滑泄、实热便结者禁服[7]。

人参

【别名】人衔，鬼盖，黄参，玉精，血参，土精，地精，孩儿参，棒槌。

【食味】甘，苦，微温[78]。

【功用】大补元气，复脉固脱，补脾益肺，生津养血，安神益智[62]。用于体虚欲脱，脾虚食少，肺虚喘咳，内热消渴，惊悸失眠，阳痿宫冷[62]。

【用法用量】建议食用至少 1 天。

【宜忌】实证、热证、湿热内盛证及正气不虚者禁服。不宜与茶同服。不宜与藜芦同用[7]。

【推荐食谱】清蒸参芪鸡[79]。

桑叶

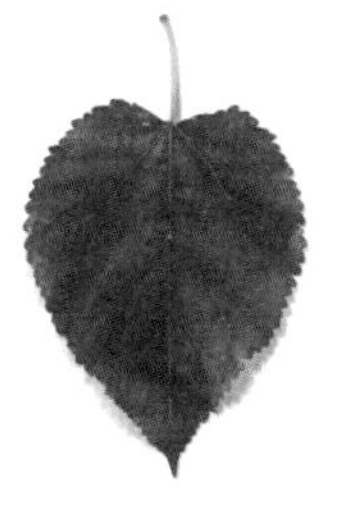

【别名】铁扇子，蚕叶。

【食味】甘，苦，寒[80]。

【功用】疏散风热，清肺润燥，清肝明目[62]。用于风热感冒，肺热燥咳，头晕头痛，目赤昏花[62]。

【用法用量】建议食用至少 1 天。

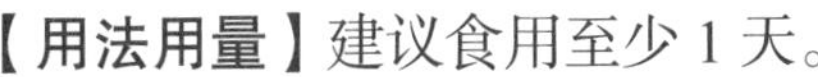

【宜忌】肝燥者禁用[7]。

【推荐食谱】桑叶猪肝汤[81]。

酸枣仁

【别名】枣仁，酸枣核。

【食味】甘，酸，平[82]。

【功用】养心补肝，宁心安神，敛汗，生津[7]。用于虚烦不眠，惊悸多梦，体虚多汗，津伤口渴[62]。

【用法用量】建议食用至少 3 天。

【宜忌】有实邪及滑泻者慎服[7]。

【推荐食谱】酸枣仁茯苓炖猪心[60]。

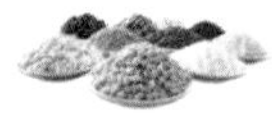

铁皮石斛

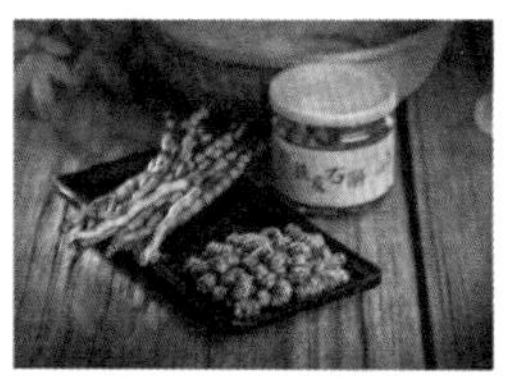

【别名】林兰，禁生，杜兰，石蓬，悬竹，千年竹。

【食味】甘，微寒[7]。

【功用】益胃生津，滋阴清热[7]。用于热病津伤，口干烦渴，胃阴不足，食少干呕，病后虚热不退，阴虚火旺，骨蒸劳热，目暗不明，筋骨痿软[7]。

【用法用量】建议食用至少5天。

【宜忌】阴虚阳亢者慎食[7]。

天麻

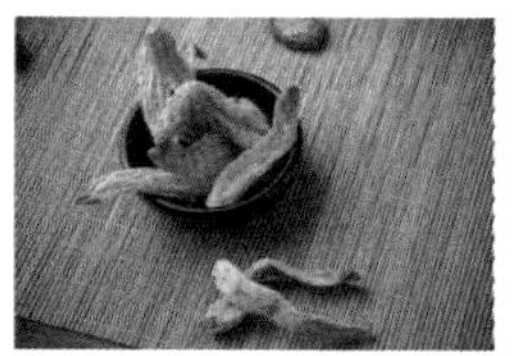

【别名】赤箭，离母，鬼督邮，神草，独摇芝，赤箭脂，定风草，合离草，独摇，自动草，水洋芋。

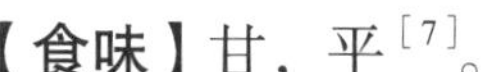

【食味】甘，平[7]。

【功用】息风止痉，平抑肝阳，祛风通络[7]。用于小儿惊风，癫痫抽搐，破伤风，头痛眩晕，手足不遂，肢体麻木，风湿痹痛[7]。

【用法用量】建议食用至少3天。

【宜忌】气血虚甚者慎服[7]。

天花粉

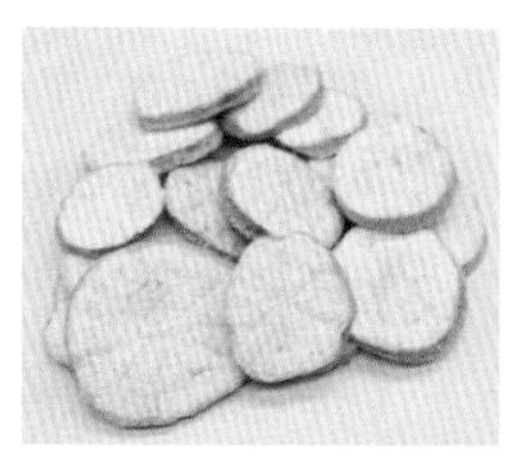

【别名】栝楼根，蒌根，白药，瑞雪，天瓜粉，花粉，栝楼粉，蒌粉。

【食味】甘，苦，微寒[64]。

【功用】清热泻火，生津止渴，消肿排脓。用于热病烦渴，肺热燥咳，内热消渴，疮疡肿毒[62]。

【用法用量】建议食用至少2天。

【宜忌】孕妇慎用。不宜与川乌、草乌、附子同用[62]。脾胃虚寒、大便溏泄者慎服。

香薷

【别名】香菜，香戎，石香菜，石香薷，香茸，紫花香蕠，蜜蜂草。

【食味】辛，微温[84]。

【功用】发汗解表，化湿和中[2]。用于暑湿感冒，恶寒发热，头痛无汗，腹痛吐泻，小便不利[2]。

【用法用量】建议食用至少1天。

【宜忌】虚人慎服[7]。

白茅根

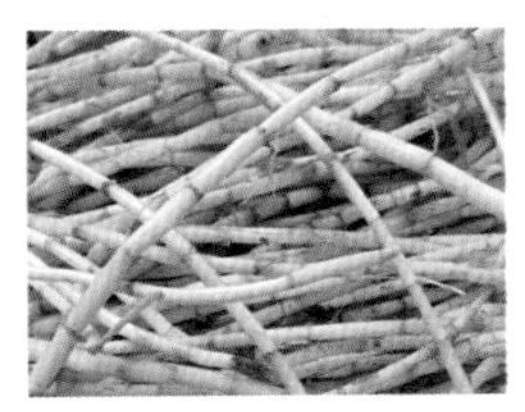

【别名】茅根，兰根，茹根，地营，地筋，兼杜，白茅营，白花茅根，丝茅，万根草，茅草根，地节根，坚草根，甜草根，丝毛草根，寒草根。

【食味】甘，寒[85]。

【功用】凉血止血，清热利尿[62]。用于血热吐血，衄血，尿血，热病烦渴，湿热黄疸，水肿尿少，热淋涩痛[62]。

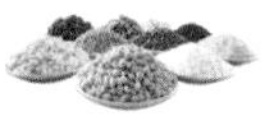

【用法用量】建议食用至少 3 天。

【宜忌】虚寒出血、呕吐、溲多不渴者禁服[7]。

【推荐食谱】白茅根炖鸭[60]。

芦根

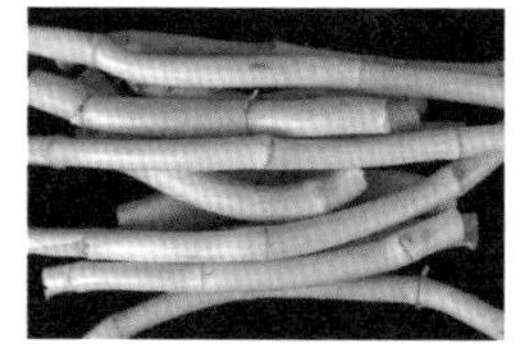

【别名】无。

【食味】甘，寒[7]。

【功用】清热泻火，生津止渴，除烦，止呕，利尿[7]。用于热病烦渴，肺热咳嗽，肺痈吐脓，胃热呕哕，热淋涩痛[62]。

【用法用量】建议食用至少 3 天。

【宜忌】脾胃虚寒者慎服[7]。

【推荐食谱】芦根炖鸭[60]。

西红花

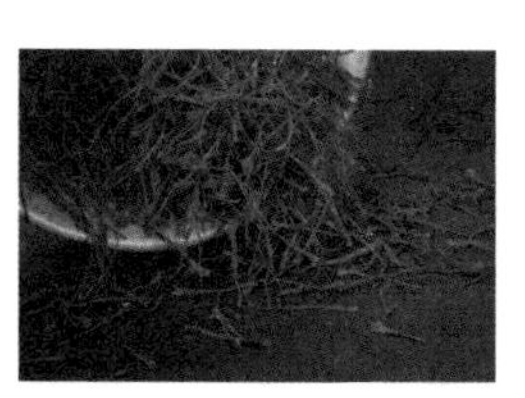

【别名】番红花，藏红花，咱夫兰，卡策－古日古木，卡西玛尔－古日古木，撒法郎。

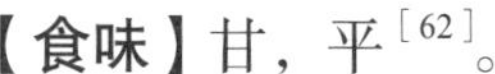

【食味】甘，平[62]。

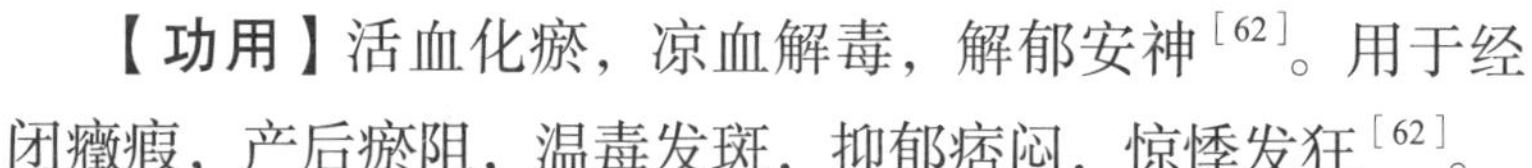

【功用】活血化瘀，凉血解毒，解郁安神[62]。用于经闭癥瘕，产后瘀阻，温毒发斑，抑郁痞闷，惊悸发狂[62]。

【用法用量】建议食用至少 1 天。

【宜忌】孕妇慎用[65]。

【推荐食谱】红花酒[86]。

西洋参

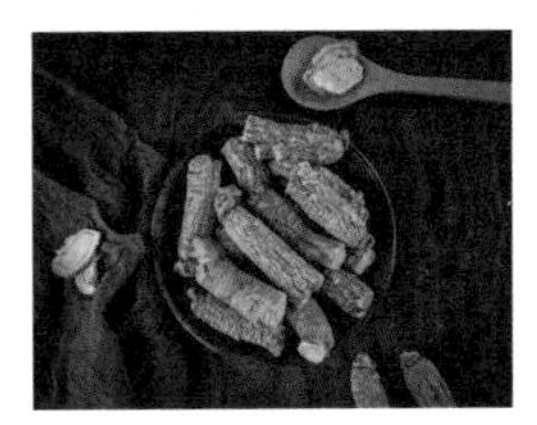

【别名】洋参，西参，花旗参。

【食味】甘，微苦，凉[7]。

【功用】补气养阴，清热生津[62]。用于气虚阴亏，虚热烦倦，咳喘痰血，内热消渴，口燥咽干[62]。

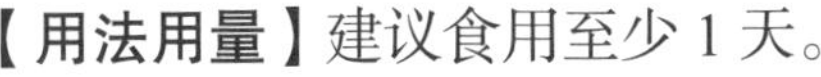

【用法用量】建议食用至少1天。

【宜忌】不宜与藜芦同用[7]。

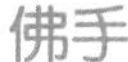

佛手

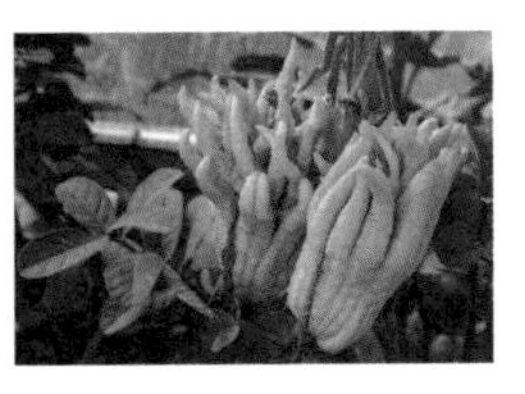

【别名】佛手柑，五指橘，飞穰，蜜罗柑，五指香橼，五指柑。

【食味】辛，苦，酸，温[7]。

【功用】疏肝理气，和胃止痛。主要用于肝胃气滞，胸胁胀痛，胃脘痞满，食少呕吐[7]。

【用法用量】建议食用至少1天。

【宜忌】阳虚体弱者不宜多食[7]。

【推荐食谱】佛手南瓜鸡[60]。

大枣

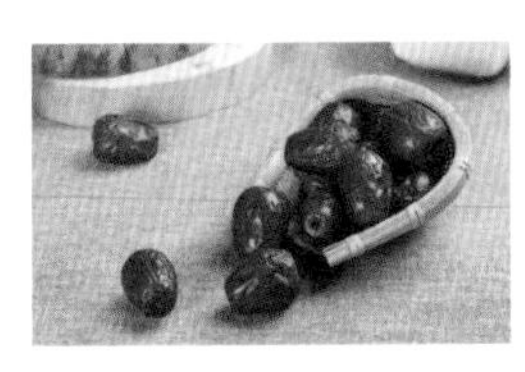

【别名】壶，干枣，凉枣，红枣。

【食味】味甘，性温[47]。

【功用】补中益气，养血安神。主要用于脾虚食少，乏力便溏，妇人脏躁[47]。

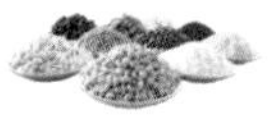

【用法用量】建议食用至少 5 天。

【宜忌】凡湿盛、痰凝、食滞、虫积及齿病者，慎服或禁服[7]。

【推荐食谱】花生米大枣炖猪蹄[40]。

干姜

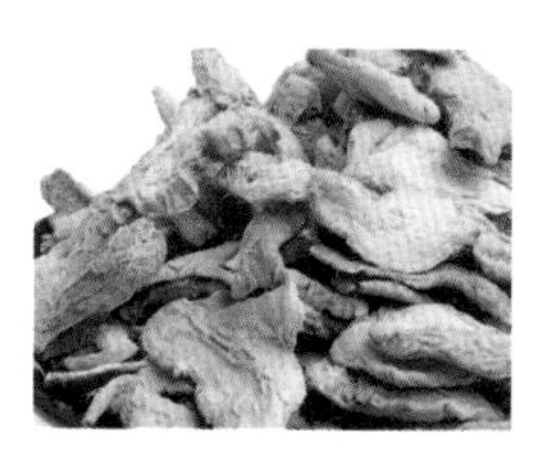

【别名】白姜，均姜，干生姜。

【食味】味辛，性热。

【功用】温中逐寒，回阳通脉，消痰下气。用于胃腹冷痛胀满，虚寒吐泻，肢冷脉微，寒饮喘咳，风寒湿痹。

【用法用量】建议食用 3 天为宜。

【宜忌】阴虚内热、血热妄行者忌服。孕妇慎服。

【推荐食谱】老鸭笋干汤。

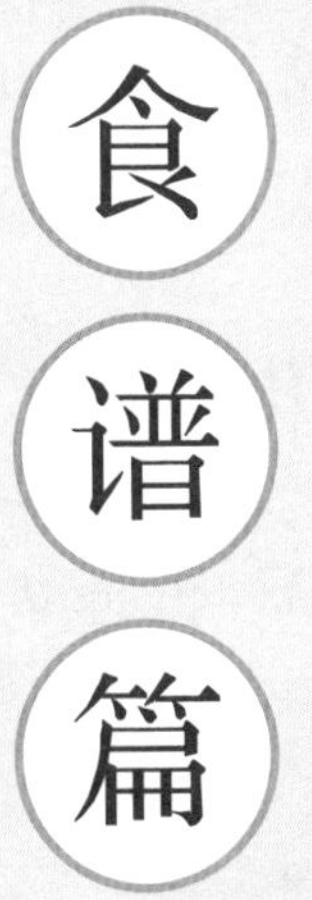
食谱篇

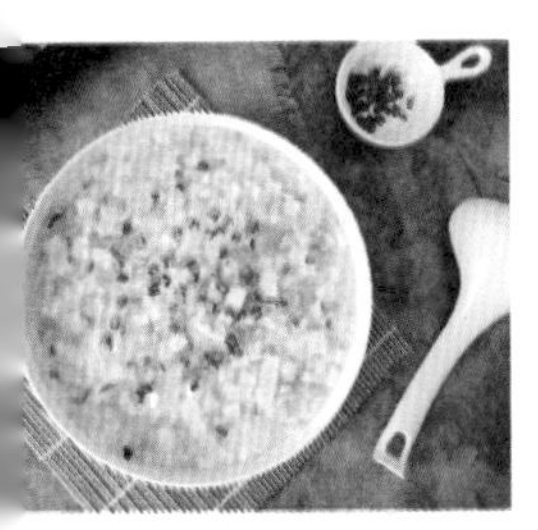

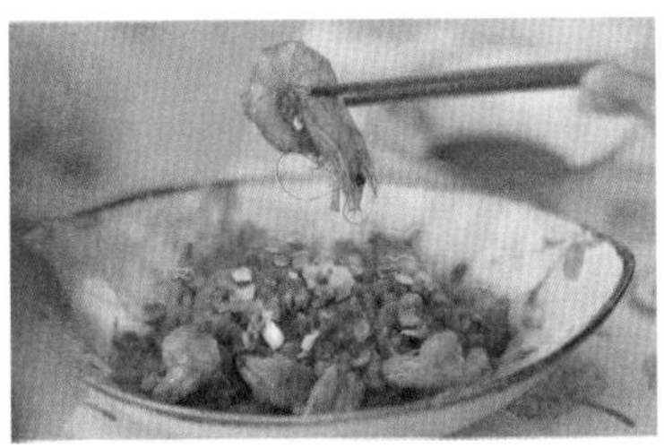

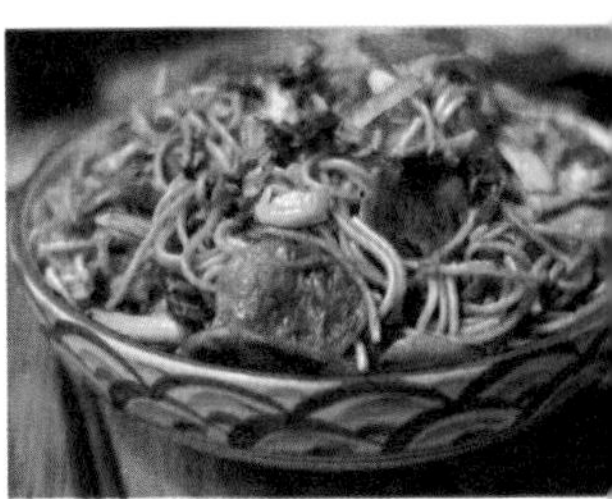

 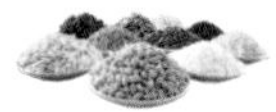

眉豆鲤鱼煲

【用料】眉豆100克，鲤鱼200克，陈皮10克，生姜5克，盐3克，植物油20毫升，清水1000毫升。

【制作方法】

1. 将眉豆、陈皮、生姜洗净，鲤鱼去鳃及内脏（尤其弃掉鱼胆）。

2. 起油锅，将鱼稍煎，把眉豆、陈皮、生姜放入锅内，加适量清水，文火煮1小时，加盐调味即可。

扁豆薏米绿豆粥

【用料】白扁豆50克，薏米50克，绿豆50克，清水1000毫升。

【制作方法】

1. 将食材洗净后，白扁豆、绿豆和薏米水浸泡2～4个小时，混合放入砂锅中。

2. 倒入清水，大火煮开后，转小火煮1小时即可。

赤小豆粥

【用料】赤小豆50克，粳米50克，红糖10克，清水1000毫升。

【制作方法】

1. 赤小豆温水浸泡2～3小时。

2. 加水先将赤小豆煮烂，再加入粳米 50 克，共煮为稀粥，加入适量红糖调味。

蚕豆炖豆腐

【用料】鲜蚕豆 100 克，豆腐 100 克，山药 20 克，精盐 5 克，上汤 500 毫升。

【制作方法】

1. 鲜蚕豆分两瓣，豆腐切块，山药切薄片。

2. 把上汤注入炖锅内，加入精盐、蚕豆、山药，先用大火煮沸，再用小火煮 30 分钟后，下入豆腐，再煮 15 分钟即成。

本品每日 1 次。

大麦汤

【用料】羊肉 100 克，草果 5 个，大麦仁 50 克，盐 3 克，清水 1000 毫升。

【制作方法】

1. 将羊肉、草果熬汤，汤成后过滤。

2. 再用汤煮大麦仁熟，加盐即可。

黄豆鲤鱼汤

【用料】鲤鱼 1 条，黄豆 30 ～ 50 克，清水 1000 毫升。

【制作方法】

1. 鲤鱼去鳞及内脏，将黄豆放入鱼肚中缝合。

2. 用水煮熬至鱼烂豆熟成浓汁。

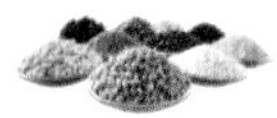

山楂高粱米粥

【用料】山楂干20克，高粱米50克，清水1000毫升。

【制作方法】

1. 山楂干、高粱米洗净，浸泡10分钟。
2. 锅中加水，放入泡好的山楂干煮开，再放入高粱米煎煮。
3. 大火煮15分钟，换小火煮20分钟，即可。

红薯粥

【用料】新鲜红薯250克，大米100克，白糖5克，清水1500毫升。

【制作方法】

1. 红薯洗净，切薄片，加水与大米煮为稀粥。
2. 待熟时，调入白糖煮沸。

海带粳米粥

【用料】海带（鲜）50克，粳米150克，绿豆50克，赤砂糖5克，清水1500毫升。

【制作方法】

1. 将海带切丝，绿豆、粳米洗净。
2. 锅中加水、绿豆、粳米，大火烧开，改用小火。粳米熬烂时，把海带丝撒入锅内，再煮片刻。加入红糖搅匀，即可食用。

南瓜绿豆汤

【用料】绿豆 100 克，南瓜 500 克，清水 2000 毫升。

【制作方法】

1. 绿豆洗净，南瓜去皮切块。

2. 锅内放入绿豆、水，大火煮沸后转小火。放入南瓜煮熟，放凉食用。

马铃薯炖肉

【用料】马铃薯 400 克，猪肉 500 克，葱 10 克，姜 5 克，精盐 5 克，桂皮 6 克，清水 1000 毫升。

【制作方法】

1. 马铃薯洗净切块，肉切块，同入锅内小火炖。

2. 至八成熟时，放入葱、姜、精盐、桂皮等调味品，至猪肉炖烂后起锅即可。

糯米花生粥

【用料】糯米 100 克，花生仁 50 克，碎冰糖 50 克，湿淀粉 50 克，清水 1500 毫升。

【制作方法】

1. 糯米浸泡 3 小时，洗净沥干。

2. 花生仁煮至七八成熟，加糯米、碎冰糖一同煮粥。沸后去杂质浮沫，待糯米、花生烂熟，用湿淀粉勾芡即可。

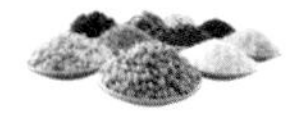

粟米山药粥

【用料】粟米（小米）50 克，山药 25 克，白糖 6 克，清水 1500 毫升。

【制作方法】

将粟米与山药同煮成粥，加入白糖搅匀。每日早、晚温热食。

山药排骨汤

【用料】山药 100 克，排骨 250 克，花椒 2 克，胡椒粉 2 克，盐 10 克，大葱 15 克，料酒 20 毫升，姜 15 克，清水 1500 毫升。

【制作方法】

1. 排骨切条，放入沸水中氽 5 分钟，沥干水分。山药切段。

2. 锅中放入清水、排骨、葱、姜、酒、花椒、胡椒粉、盐，用中火烧开，转为小火炖。

3. 排骨炖至五成熟，放入山药炖 3 小时即可。

粟米发糕

【用料】粟米 500 克，小苏打 3 克。

【制作方法】

1. 盆中粟米面加入小苏打，用温水和成面团。

2. 将面团搓成大小均匀的小团，放在手中捏成圆，拇指在中间戳个洞。

3. 放入蒸格，上锅蒸熟即可食用。

荞麦发糕

【用料】面粉 100 克，荞麦粉 100 克，糖 20 克，酵母 3 克，温水 200 毫升。

【制作方法】

1. 面粉和荞麦粉混匀，糖和酵母混合用温水融化。
2. 将所有原料搅拌均匀，饧发 30 分钟后蒸熟即可。

豌豆粥

【用料】豌豆 100 克，红糖 10 克，清水 1000 毫升。

【制作方法】

豌豆浸泡数日，用小火煮熟做粥，加入红糖即可食用。

枣馒头

【用料】面粉 500 克，红枣 20 枚，水 250 毫升，泡打粉 5 克，酵母 10 克，糖 5 克。

【制作方法】

1. 将红枣煮约 3 分钟后切碎，煮枣水留盆备用，将酵母和糖融入枣水中。加入泡打粉和面粉混合，揉成面团若干。
2. 面团擀成面饼，撒上枣，将面饼卷成团状，上锅蒸熟即可食用。

清热益气汤

【用料】玉米 3 根，白果 50 克，猪肚 1 个，生姜 3 片，

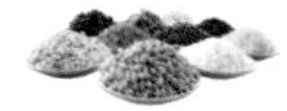

盐5克，油5毫升，清水2000毫升。

【制作方法】

1. 玉米洗净，连衣、须切段状。白果去壳洗净；猪肚洗净。

2. 以上材料与生姜放进锅中，加入清水，大火煲沸后改小火，煲2.5小时，调入适量食盐和油便可。

薏米红豆粥

【用料】红豆100克，薏米70克，冰糖60克，桂圆肉20克，清水1000毫升。

【制作方法】

1. 薏米与红豆分别浸泡4小时。浸好后和洗干净的桂圆倒入高压锅中，加入清水，放入冰糖。

2. 盖好锅盖，压30分钟即可。

青菜豆腐汤

【用料】小白菜30克，豆腐20克，胡萝卜10克，高汤180毫升，盐2克，香油3毫升。

【制作方法】

1. 小白菜与豆腐切小丁，胡萝卜切片状。

2. 高汤烧开，加入全部食材煮熟后，入盐及香油调味即可。

百合荷叶粥

【用料】鲜百合30克，鲜荷叶30克，糯米50克，冰糖10克，清水1000毫升。

【制作方法】

1. 百合剥皮去须，洗净切碎。荷叶洗净。

2. 加糯米与水，冰糖调味，煮至米烂汤稠即可。

百合粳米鸡

【用料】母鸡1只，百合60克，粳米200克，姜3片，花椒3克，盐3克，酱油6毫升，清水2000毫升。

【制作方法】

1. 将百合、粳米洗净，装入鸡腹，缝合。加姜、花椒、盐、酱油，用水煮熟。

2. 开腹取百合、粳米做饭，并喝汤吃肉。

凉拌三苋

【用料】鲜苋菜100克，鲜冬苋菜100克，鲜马齿苋100克，调料盐5克，酱油3毫升，醋2毫升，味精2克，芝麻油2毫升，辣椒油2毫升。

【制作方法】

1. 将鲜苋菜、鲜冬苋菜、鲜马齿苋分别用开水浸至八成熟，捞出，浸入冷水5～10分钟。

2. 控去水，切段，入盐、酱油、醋、味精、芝麻油、辣椒油拌匀。

杜仲叶金樱子茶

【用料】杜仲叶10克，金樱子6克，清水500毫升。

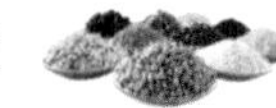

【制作方法】

1. 用开水温烫茶杯，沥干水分。

2. 杜仲叶、金樱子放入杯中，倒入沸水，闷泡 8 分钟，即可饮用。

蒲公英粥

【用料】干蒲公英 60 克（鲜品为 90 克），粳米 100 克，清水 2000 毫升。

【制作方法】

蒲公英全草洗净、切碎，煎取药汁去渣。加入粳米同煮成粥。

白菜萝卜汤

【用料】新鲜白菜 100 克，胡萝卜 100 克，蜂蜜 20 毫升，清水 1000 毫升。

【制作方法】

1. 白菜、胡萝卜洗净切碎，按 2∶1 的比例，先煮开水后加菜，煮 5 分钟即可食用。

2. 饮汤时加入蜂蜜，每日 2 次。

姜韭牛奶茶

【用料】韭菜 250 克，生姜 25 克，牛奶 250 毫升。

【制作方法】

韭菜、生姜切碎捣烂。绞取汁液，倾入锅内，加入牛奶，加热煮沸。

酿辣椒

【用料】青椒500克，淀粉20克，香菇10克，鱿鱼10克，瘦肉10克，盐8克，味精2克，酱油3毫升，花生油35毫升，清水1000毫升。

【制作方法】

1. 香菇和鱿鱼温水浸泡约1小时后切成小粒。瘦肉剁碎，加入香菇、鱿鱼粒和淀粉，放盐、味精和酱油和成肉馅。

2. 青椒洗净切段，淘干净辣椒子，将肉馅酿放入。

3. 油入锅中烧开，调中小火，将酿好的青椒入锅煎，肉贴锅面，10分钟后加100毫升的水，加盖焖熟即可。

莲藕粥

【用料】藕250克，粳米100克，白糖60克，清水2000毫升。

【制作方法】

将藕洗净切薄片，同粳米共入锅中加水煮粥，调入白糖即成。

槐花金银酒

【用料】槐花200克，金银花25克，白酒200毫升。

【制作方法】

上两味同酒2碗，煮沸即可服用。

 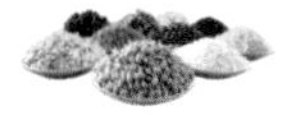

马齿苋薏米粥

【用料】马齿苋 30 克，薏米 30 克，红糖 10 克，清水 1000 毫升。

【制作方法】

马齿苋、薏米洗净，加清水熬至米快熟时，入红糖调服。

冬瓜汤

【用料】冬瓜 500 克，香油 3 毫升，食盐 3 克，清水 1000 毫升。

【制作方法】

1. 冬瓜 500 克洗净，切厚片。
2. 锅中加入适量清水和冬瓜煮汤，加香油、食盐调味即可。

凉拌西红柿

【用料】白砂糖 30 克，西红柿 200 克。

【制作方法】

将西红柿切成小块，撒上白砂糖，搅拌均匀后即可食用。

大蒜拌黄瓜

【用料】大蒜 20 克，黄瓜 200 克，盐 3 克，葱 10 克，醋 10 毫升，白糖 3 克，芝麻油 5 毫升。

【制作方法】

1. 将黄瓜洗净去皮，切成丝。葱切成长段，蒜切片。

2. 将黄瓜丝放入大碗中，加盐、葱、醋、白糖、大蒜、芝麻油拌匀即成。

苦瓜沫

【用料】苦瓜 2 条，猪肉 250 克，虾仁 25 克，葱 2 棵，鲜香菇 50 克，酱油 5 毫升，食盐 6 克，清水 200 毫升。

【制作方法】

1. 苦瓜挖空中瓤，切段。猪肉、葱、鲜香菇、虾仁剁细，和匀，加酱油、食盐、清水，向同一方向用力搅拌和匀，做成肉馅。

2. 将肉馅填满每段苦瓜，上锅蒸熟即可。

芫苏汤

【用料】芫荽 6 克，紫苏 10 克，葱白 10 克，红糖 3 克，清水 1000 毫升。

【制作方法】

所有食材加水煎汤服。可加少许红糖调味。

红枣香菇汤

【用料】干香菇 20 个，红枣 8 枚，料酒 10 毫升，盐 3 克，味精 2 克，姜 3 片，花生油 5 毫升，清水 1500 毫升。

【制作方法】

1. 将干香菇浸软洗净，红枣洗净去核。

2. 香菇、红枣、盐、味精、料酒、姜片、油入盅。

3. 盖上盅盖，上蒸笼蒸 1 小时，出笼即可食用。

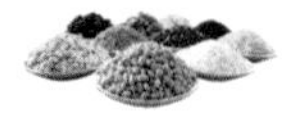

香椿青酱意面

【用料】意面50克，鸡蛋2个，淀粉30克，香椿45克，松仁25克，蒜2瓣，牛奶20毫升，油45毫升，椒盐6克。

【制作方法】

1. 香椿焯水，捞起晒干。
2. 鸡蛋打散，加入淀粉搅拌均匀，香椿裹上蛋糊炸至金黄，撒上椒盐。
3. 意面煮熟，将所有食材加入料理机打碎，香椿糊与意面搅匀即可。

茭白汤

【用料】鲜茭白250克，白菜250克，麻油3毫升，食盐3克，酱油2毫升，清水1500毫升。

【制作方法】

茭白、白菜切碎，加水煮汤，略加麻油、食盐、酱油等调味品即成，饮汤吃。

芹菜车前汤

【用料】芹菜15克，大麦芽25克，车前草10克，清水250毫升。

【制作方法】

1. 芹菜切段，车前草洗净，和大麦芽放入砂锅，加水。
2. 大火滚开后改成小火炖5分钟，去渣喝汤。

葫芦双皮汤

【用料】葫芦50克，冬瓜皮、西瓜皮各30克，红枣10克。

【制作方法】

1. 葫芦去瓤留壳，切成小段。红枣洗净。冬瓜、西瓜洗净，取皮。

2. 将上述食材放入砂锅，加水400毫升，煎至约150毫升，去渣喝汤。

黄花菜黄豆汤

【用料】黄花菜30克，黄豆50克，鸡肉150克，清水500毫升。

【制作方法】

1. 黄花菜浸泡2小时，沥干。黄豆洗净，鸡肉切块。

2. 将上述食材放入砂锅内加清水，炖烂熟后调味服食。

葱豉粥

【用料】白米50克，葱10克，豆豉10克，清水300毫升。

【制作方法】

1. 白米洗净，放入砂锅做粥。葱切段。

2. 粥将熟时放入葱、豆豉，煮沸。

鹰嘴豆饭团

【用料】米饭100克，生鹰嘴豆30克，盐10克，拌饭

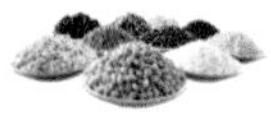

料 30 克。

【制作方法】

1. 鹰嘴豆提前浸泡一夜，加盐煮 20 分钟左右。

2. 鹰嘴豆、米饭和拌饭料拌匀。塞入模具压成饭团，点缀海苔即可。

蕨菜炒腊肉

【用料】蕨菜 250 克，腊肉 50 克，干辣椒 10 克，盐 5 克，油 10 毫升。

【制作方法】

1. 蕨菜去除头尾部。腊肉切小块，干辣椒切粒状。

2. 起锅烧油，把腊肉、干辣椒炒出香味，放入蕨菜翻炒后，加盐装盘。

莙荙菜炒鹰嘴豆

【用料】鹰嘴豆 300 克，莙荙菜 100 克，蒜 2 瓣，盐 5 克，甜椒粉 6 克，植物油 10 毫升。

【制作方法】

1. 鹰嘴豆加少量盐，煮熟。莙荙茎切小块，莙荙叶撕成大块。蒜切末。

2. 锅中热油，下入蒜末爆香，然后下入莙荙茎翻炒变软，倒入鹰嘴豆，加入甜椒粉翻炒上色，最后倒入莙荙叶，加入适量盐，关火出锅。

糖醋海带

【用料】海带 1 千克，白糖 500 克，醋 200 毫升。

【制作方法】

1. 海带洗净，划去黄边白梢，切块，放入开水漂烫 3 分钟，放入缸内。

2. 将糖、醋、水混合在夹层锅内一起煮沸。

3. 待其冷却后灌入缸内，第 2 天翻缸 1 次即为成品。

油焖春笋

【用料】竹笋 500 克，油 3 勺，冰糖 3 颗，醋 10 克，生抽 3 勺，老抽 3 勺，芝麻油 1 小勺。

【制作方法】

1. 春笋剥去外皮，拍扁切寸段。

2. 锅热放油，放入春笋和冰糖，小火翻炒，炒至春笋变软放入生抽、老抽翻炒，加盖小火焖煮 2 分钟。

2. 加入糖、醋、水煮沸，大火收汁，加入 1 小勺芝麻油增香。

炒鱼腥草

【用料】鱼腥草 500 克，醋 5 毫升，生抽 3 毫升，白糖 6 克，小米椒 3 克，蒜 2 瓣，鸡精 3 克，盐 6 克，辣椒油 3 毫升。

【制作方法】

将鱼腥草洗净切段装盆，洒入切碎小米椒、蒜末、鸡精、盐、醋、生抽、白糖、辣椒油，搅拌均匀即可。

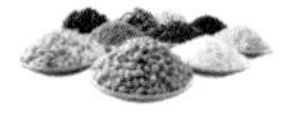

清炒银耳虾仁

【用料】银耳 150 克，虾仁 150 克，鸡蛋 4 个，精盐 2 克，酱油 5 毫升，味精 1 克，食油 25 毫升。

【制作方法】

1. 虾仁洗净搌干，加入精盐和味精拌匀。银耳切成细片，鸡蛋打匀。

2. 炒锅放油烧热，下虾仁与银耳，加调料，倒入鸡蛋液拌炒至熟。

山药粥

【用料】鲜山药 100 克，糯米 100 克，白糖 70 克，清水 1000 毫升。

【制作方法】

1. 鲜山药洗净剥皮切丁。糯米洗净。

2. 锅内注入清水，放入糯米、山药丁，中火烧开后，改小火慢煮。

3. 表面有粥油时下入白糖调味即成。

萝卜煲鲍鱼

【用料】干鲍鱼 20 ～ 25 克，鲜萝卜 250 ～ 300 克，清水 750 毫升。

【制作方法】

1. 干鲍鱼泡发，鲜萝卜去皮。

2. 砂锅置火上，放入清水及鲍鱼、萝卜，共同煲汤服食。

薤白炒鸡蛋

【用料】薤白 200 克，鸡蛋 3 ～ 4 颗。

【制作方法】

1. 薤白洗净切成碎末。鸡蛋打散，与切好的薤白细末调匀，加适量食用盐。

2. 锅中油烧至八成熟，倒入调匀的薤白鸡蛋糊，翻炒至熟。

枸杞叶粥

【用料】鲜枸杞叶 100 克，糯米 50 克，白糖 10 克。

【制作方法】

1. 枸杞叶放入煮茶器中，加水 300 毫升，煮至 200 毫升时去叶。

2. 入糯米、白糖，再加水 300 毫升煮成稀粥。早晚餐温热食。

菠菜粥

【用料】新鲜菠菜 100 克，粳米 100 克。

【制作方法】

1. 菠菜洗净，烫至半熟，取出切碎。

2. 粳米成粥后，将菠菜放入，拌匀，煮沸即成。

葱白粳米粥

【用料】粳米 100 克，姜 150 克，葱白 10 克。

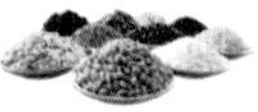

【制作方法】

1. 葱白切细，生姜切碎。

2. 粳米熬粥至九成熟，放入葱白、姜，加盖略煮片刻即可。

葱白香菜汤

【用料】葱白 15 克，香菜 15 克，清水 300 毫升。

【制作方法】

葱白、香菜洗净，加水煎沸为汤。

刀豆炒腰片

【用料】猪腰子 90 克，刀豆（干）20 克，黄酒 5 克，盐 1 克，姜 3 克，胡椒粉 1 克，猪油 15 克。

【制作方法】

1. 刀豆洗净。猪腰子洗净，沸水锅中焯后捞出，保留肉汤，猪腰子切片。姜切片。

2. 热锅，加猪油，油热后加入姜、猪腰子煸炒片刻，再加盐、黄酒、胡椒、肉汤、刀豆，文火炖制至猪腰、刀豆熟透，盛入汤碗即成。

刀豆肉糜

【用料】刀豆 300 克，鸡胸脯肉 50 克，大蒜 30 克，油 15 毫升，盐 3 克，白砂糖 2 克，清水 1000 毫升。

【制作方法】

1. 刀豆洗净后切断。鸡脯肉洗净剁成肉糜。大蒜剥皮，捣成蒜泥。

2. 将油锅烧至七成热，倒入蒜泥，炒至香气溢出，倒入刀豆炒透，加入盐、清水，盖上锅盖，煮 5 分钟。

3. 加入鸡肉糜，炒拌均匀，加少许糖，煮沸后即可。

炒胡萝卜酱

【用料】瘦肉 300 克，胡萝卜 100 克，豆腐干 100 克，虾仁 10 克，黄酱 6 克，酱油 3 毫升，江米酒 3 毫升，猪油 50 克，香油 3 毫升，味精 1 克，料酒 10 毫升，姜 2 克，葱 10 克，盐 2 克，淀粉 20 克。

【制作方法】

1. 胡萝卜、豆腐干、瘦肉切丁。虾仁泡透。葱、姜洗净切末。

2. 胡萝卜用熟猪油炸透捞出，加入瘦肉翻炒，至七成熟时放入葱末、姜末和黄酱，以及料酒、味精、酱油，翻炒片刻，加入胡萝卜、豆腐丁、虾仁、江米酒、淀粉等，淋上香油，炒匀即成。

甘蓝汁

【用料】甘蓝 300 克，白砂糖 15 克。

【制作方法】

将甘蓝洗净晾干，将其榨汁，加入白砂糖即可饮用。

醋熘紫甘蓝

【用料】紫甘蓝 100 克，圆白菜 100 克，香叶 2 克，醋

 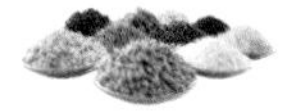

25 毫升，盐 3 克，芥末 2 克。

【制作方法】

1. 紫甘蓝、圆白菜洗净后切丝，加盐腌渍 30 分钟。

2. 香叶、醋、芥末混合，加水以小火煮 3～5 分钟成汁。

3. 混合汁和腌渍好的紫甘蓝及圆白菜搅拌均匀，放置 2 分钟即可食用。

南瓜排骨汤

【用料】猪排骨（大排）500 克，南瓜 1 千克，赤小豆 50 克，蜜枣 5 克，陈皮 5 克，盐 5 克，清水 1000 毫升。

【制作方法】

1. 排骨斩断，南瓜切片。赤小豆、蜜枣、陈皮洗净。

2. 将上述原料放入汤锅内，加入清水。大火烧开后改用小火煮至汤浓，以盐调味即可。

南瓜蹄花汤

【用料】猪蹄 500 克，南瓜 300 克，姜 10 克，大葱 15 克，盐 8 克，味精 2 克，料酒 15 毫升，清水 1000 毫升。

【制作方法】

1. 将猪蹄、南瓜洗净，切块。

2. 猪蹄入锅加水，下姜、葱、料酒，大火烧开，改用小火炖至六成熟。

3. 放入南瓜，继续炖至蹄花烂时，放入盐、味精即成。

干贝萝卜

【用料】干贝 12 克，白萝卜 500 克，火腿 10 克，黄酒

15 克，小葱 5 克，猪油 70 克。

【制作方法】

1. 将干贝洗净，加入黄酒和水 50 毫升，蒸烂。火腿，切片。萝卜切片。

2. 炒锅放在大火上，放入油，烧至四成热时，下萝卜片、火腿和干贝，炸至发软捞出沥油后，洒上小葱，即可食用。

清炒洋葱

【用料】洋葱 250 克，植物油 12 毫升，盐 2 克，酱油 3 毫升，醋 5 毫升，白糖 3 克。

【制作方法】

1. 洋葱切丝。

2. 油入锅烧热，放入锅中爆炒加盐、酱油和少许醋、白糖拌炒均匀即可。

洋葱泡菜

【用料】洋葱 500 克，盐 20 克，水 500 毫升，辣椒面 10 克，糖 6 克，蒜末 6 克，醋 20 毫升。

【制作方法】

洋葱剖成 5 瓣，放入泡菜坛中，将上述调料制成泡菜水，淹浸 2 ～ 4 日即可。

莲子鲜鸭

【用料】鸭肉 300 克，莲子 50 克，盐、味精、葱、姜、米酒各适量。

 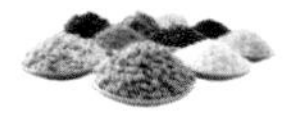

【制作方法】

1. 鸭剁成块，入水锅中烧沸，捞出，洗净。

2. 加入莲子、盐、味精、葱、姜、米酒，上笼蒸酥即可。

蘑菇炒青菜

【用料】鲜蘑菇 250 克，青菜心 500 克。

【制作方法】

青菜、蘑菇洗净切片。起油锅煸炒，加入盐、味精等调味即可。

木耳红枣汤

【用料】黑木耳 30 克，大枣 20 枚，清水 750 毫升。

【制作方法】

木耳、红枣洗净，放锅中加清水煮汤。汤成后加入少许红糖调味。

白木耳鸡蛋羹

【用料】白木耳 30 克，鸡蛋 2 个，冰糖 30 克。

【制作方法】

木耳洗净，放碗中。加冰糖、鸡蛋，隔水炖 30 ～ 60 分钟。

肉末炒芥菜

【用料】芥菜 2 颗，五花肉 200 克，蒜头 3 瓣，生抽 6 毫升，蚝油 6 毫升，盐 3 克，油 10 毫升。

【制作方法】

1. 芥菜洗净，放入开水中烫 2 分钟，捞起后切碎。

2. 五花肉剁成肉末，加生抽、蚝油、盐搅拌均匀。

3. 起锅烧油，放蒜末炒香，加入肉末炒熟。

4. 加入芥菜炒匀即可。

蕹菜粥

【用料】鲜蕹菜 50 克，粳米 100 克，食盐 5 克，清水 750 毫升。

【制作方法】

1. 蕹菜切成短节，与粳米一并放入砂锅内，加清水大火煮沸。

2. 转用文火熬煮至熟，加入食盐，搅匀即成。

南瓜肉末汤

【用料】南瓜 150 克，猪肉 60 克，盐 3 克，植物油 10 毫升，清水 750 毫升。

【制作方法】

1. 南瓜切成小片。猪肉剁末。

2. 锅内热油，下南瓜片、猪肉末翻炒，八成熟时加清水，加盐调味，煮至南瓜熟烂即可。

莲子银杏炖乌鸡

【用料】乌鸡 1 只，莲子 10 克，银杏 10 克，姜 2 片，盐 3 克。

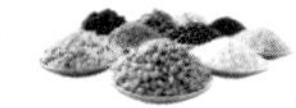

【制作方法】

1. 乌鸡、银杏、莲子洗净，生姜切片。

2. 锅内加水烧开，放入乌鸡、姜片氽一下，除去血水，捞出。

3. 把乌鸡、莲子、银杏一起入炖盅，加清水炖 2 个小时，加盐调味即可。

苦菊煎鸡蛋

【用料】苦菊 200 克，鸡蛋 4 个，盐 5 克，胡椒粉 3 克，小葱 1 根，橄榄油适量。

【制作方法】

1. 苦菊切碎，鸡蛋打散，所有食材放入一个大碗中搅拌均匀。

2. 橄榄油放入锅中加热，倒入搅好的食材，每面煎至金黄即可出锅。

芦笋粥

【用料】香粳米 50 克，芦笋 30 克，油 20 毫升，清水 500 毫升。

【制作方法】

热油煎芦笋，去渣。后入米煮稀粥，空腹服。

鱼香茄子煲

【用料】茄子 3 个，葱 2 根，蒜 3 瓣，小米辣 2 个，生抽 2 勺，蚝油 1 勺，淀粉 1 勺，肉末 100 克，生姜 2 片，豆瓣酱1勺，老抽半勺，陈醋1勺，糖1勺。

【制作方法】

1. 茄子切条，葱、姜、蒜、小米辣切碎。

2. 碗中加入老抽、生抽、陈醋、蚝油、糖、淀粉，半碗水搅拌均匀，制备成鱼香汁。

3. 锅中油温七成热放入茄子炸2分钟至边缘金黄后捞出，倒入肉沫炒至颜色变白，倒入葱、姜、蒜、小米辣炒香，加入豆瓣酱炒匀。

4. 倒入茄子，倒入鱼香汁煮2分钟，汤汁浓郁即可出锅，葱花点缀。

莴笋炒木耳

【用料】莴笋1根，黑木耳12朵，油10毫升，盐6克，糖3克，淀粉2勺，蒜3瓣。

【制作方法】

1. 将莴笋切块，黑木耳泡发，蒜切末，淀粉加适量水调成水淀粉。

2. 锅中水烧开，放入盐、油，莴笋和木耳焯水20秒捞出，备用。

3. 油锅放入蒜末炒香，再放入莴笋、木耳、盐、白糖，大火翻炒。

4. 放入2勺水淀粉，翻炒均匀出锅装盘。

猴头菇汤

【用料】猴头菇60克，黄酒30毫升，清水500毫升。

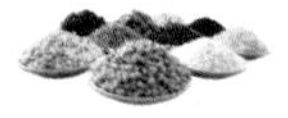

【制作方法】

猴头菇洗净，浸软，切片，水煎成汤，以黄酒作引食用。

鸡蒙葵菜

【用料】鸡糁 200 克，葵菜心 40 克，特制清汤 1000 克。

【制作方法】

1. 葵菜嫩尖部位入沸水锅焯至断生后捞出。取鸡糁蒙于葵菜上，成青果形。

2. 锅洗净后，放入清汤，把做好后的鸡蒙葵菜放入汤中煮熟，装入汤碗内即成。

清炒木耳菜

【用料】木耳菜 350 克，花生油 15 毫升，大蒜 15 克，香油 8 毫升，料酒 3 毫升，盐 2 克，味精 1 克。

【制作方法】

1. 木耳菜洗净，捞出沥水备用。蒜切成末。

2. 炒锅烧热，放入花生油、蒜末稍炒。倒入料酒、木耳菜、精盐、味精，浇入香油，出锅即可。

凉拌荠菜

【用料】荠菜 250 克，大蒜 5 瓣，盐 3 克，生抽 6 毫升，醋小半勺，香油小半勺，白糖 3 克，油 10 毫升。

【制作方法】

1. 荠菜切断入沸水焯 15 秒捞出控水。大蒜捣碎成蒜泥。

2. 荠菜放入碗中，加入蒜泥、盐、糖、香油、醋和生抽。

3. 热油浇在蒜泥上，与上菜拌匀即可。

清炒水芹菜

【用料】水芹 400 克，橄榄油 1 勺，红辣椒 3 ～ 5 个，蒜 2 瓣，盐 2 克，糖 1 ～ 2 克，生抽 1 勺。

【制作方法】

1. 把水芹菜切段，红辣椒切圈，大蒜切成蒜末。

2. 在锅中水烧开后芹菜焯烫 2 分钟，取出后沥掉水分。

3. 锅烧热，倒入橄榄油，放入蒜末和辣椒，再放入水芹菜翻炒，最后加入盐、生抽、白糖调味，即可。

丝瓜面

【用料】丝瓜 1 根，蟹味菇 50 克，鲜切面 1 人份，盐 1 勺，油 20 毫升，姜 2 片。

【制作方法】

1. 丝瓜切滚刀块，蟹味菇切掉末端。

2. 热油锅下入姜炒香，入蟹味菇和丝瓜翻炒，加盐，炒至丝瓜熟即可。

3. 另起锅烧水，下鲜面煮熟捞出，装入碗中，加适量煮面汤，将炒好的丝瓜浇在上面做卤即可。

炒薹菜

【用料】薹菜 300 克，五花肉 100 克，盐 2 克，葱半棵，酱油 10 毫升，姜 5 克，蚝油 5 毫升，植物油 40 毫升。

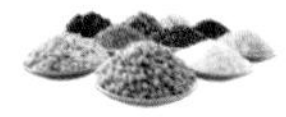

【制作方法】

1. 蔓菜、五花肉、葱、姜洗净。蔓菜切段，肉切薄片，葱、姜切丝。

2. 热油锅内倒入葱、姜丝煸炒出香味。倒入肉片煸炒至变色。

3. 依次倒入酱油、蚝油、盐煸炒均匀。转大火，倒入蔓菜炒熟即可出锅。

白果乌鸡汤

【用料】白果 15 克，莲子肉 15 克，薏苡仁 15 克，白扁豆 15 克，怀山药 15 克，胡椒末 3 克，乌骨鸡 1 只，食盐 3 克，黄酒 20 毫升，清水 2000 毫升。

【制作方法】

1. 乌骨鸡洗净切好，将各食材一并装入腹内，用麻线缝合剖口。

2. 将鸡置于砂锅内，加入食盐、黄酒、胡椒末及清水，武火烧沸后，转用文火炖 2 小时熟烂即成。

荜澄茄粥

【用料】荜澄茄 20 克，南粳米 50 克，红糖 10 克，清水 1000 毫升。

【制作方法】

荜澄茄研为细末。南粳米、红糖同入锅内，加清水煮至米熟时，调入荜澄茄末，文火煮稠停火。

杏仁蔬果沙拉

【用料】圣女果50克，苦菊菜50克，玉米粒20克，巴旦杏仁20克，沙拉酱15克。

【制作方法】

1. 水烧开，加入玉米粒沸水煮1分钟左右，捞出备用。
2. 圣女果对半切开，苦菊菜切成段，加入玉米粒、巴旦杏仁、沙拉酱搅拌均匀。

菠萝汁

【用料】鲜菠萝1只，盐水200毫升。

【制作方法】

菠萝去皮切开，盐水洗泡后榨汁，每次榨30毫升，冷开水冲服。

柿蒂白梅汤

【用料】柿蒂15枚，盐白梅3枚，清水500毫升。

【制作方法】

水煎，取汤200毫升。频频饮服。

脐橙粥

【用料】脐橙60克，粳米50克，砂糖15克，清水600毫升。

【制作方法】

1. 脐橙切块，放入砂锅中煎取浓汁，去渣。粳米洗净。

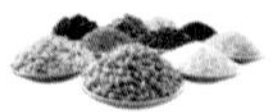

2. 将脐橙汁放入砂锅，加入清水、粳米，用文火煮成粥。停火，然后加入砂糖，调味即成。

椒油拌菜瓜丝

【用料】菜瓜 2 千克，干红辣椒 10 克，麻油 30 毫升，味精 5 克，盐 8 克，白糖 3 克。

【制作方法】

1. 菜瓜切成细丝，放在沸水锅里焯约 1 分钟，捞出挤干水分，装入盘中。

2. 干红辣椒切成细丝，再加入盐、味精、白糖，一同置于菜瓜丝上。

3. 炒锅上火，放入麻油烧熟，将油趁热浇在菜瓜丝上，拌匀即成。

草莓汁

【用料】鲜草莓 250 克。

【制作方法】

将草莓洗净，绞汁，分次饮用。

花生米大枣炖猪蹄

【用料】猪蹄 1 千克，红衣花生 100 克，大枣 40 枚，料酒、酱油、白糖、葱、生姜、味精、花椒、大茴香、盐各适量，清水 2000 毫升。

【制作方法】

1. 猪蹄砍成段块。花生米、大枣洗净。

2. 猪蹄放入水中，煮至四成熟后捞出，用酱油搽涂均匀，放入锅内炸成黄棕色。

3. 再放入砂锅内，注入清水，放入花生米、枣及其他佐料。

4. 旺火烧开后，改用文火炖至熟烂。

覆盆白果煲猪肚

【用料】猪肚 150 克，覆盆子 10 克，鲜白果 100 克，花椒、盐少许。

【制作方法】

1. 猪肚切小块，覆盆子、白果洗净沥干，白果炒熟去壳。

2. 将猪肚、覆盆子、白果、花椒放入砂锅里，倒入 500 毫升清水，旺火煮沸，文火煲至猪肚烂熟，然后加盐调味即可。

榧子炒鸡蛋

【用料】榧子 3 克，鸡蛋 1 只，油 30 毫升，精盐 2 克。

【制作方法】

1. 鸡蛋打入碗调散，加入精盐拌匀，榧子研粉放入。

2. 将油放入热锅内，烧至六成热时，把鸡蛋倒在锅内煎黄，翻面，再煎黄即成。

橄榄炖冰糖

【用料】橄榄 20 个，冰糖 50 克，清水 1000 毫升。

【制作方法】

1. 橄榄打碎，冰糖研碎待用。

 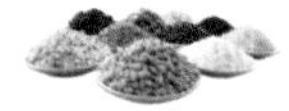

2. 锅内放入清水、橄榄、冰糖，用旺火煮沸后，改用小火炖约 30 分钟即成。

金髓煎

【用料】枸杞子 500 克，米酒 1 升。

【制作方法】

1. 红熟枸杞子以米酒浸泡，用蜡纸封闭瓮口紧密。

2. 半月左右，过滤，取枸杞子于新竹器内盛贮，再放入砂盆中研烂，然后以细布滤过，去滓不用。

3. 将浸药之酒和滤过的药汁混合搅匀，砂锅内慢火熬成膏，膏成后用净瓶器盛，盖紧口。随食随取。

黄瓜山楂柑

【用料】黄瓜 250 克，广柑 250 克，山楂糕 50 克，精盐 3 克，白糖 12 克，白醋 5 毫升。

【制作方法】

1. 黄瓜、山楂糕切条。广柑切成块。

2. 把黄瓜条、山楂糕、广柑块放入碗内，加盐、白糖搅拌均匀，腌渍入味后再淋入白醋，拌匀。

芝麻羊肝

【用料】生芝麻 50 克，鲜羊肝 250 克，鸡蛋 50 克，面粉 10 克，黄酒 5 克，精盐 3 克，味精 3 克，白胡椒粉 2 克。

【制作方法】

1. 鸡蛋打入碗中，搅匀。羊肝切成大片，放入盘内，加黄酒、精盐、胡椒粉、味精，腌渍片刻。

2. 干净平盘内撒一层面粉，将肝片裹上鸡蛋液，放在芝麻上，使芝麻充分粘于肝片之上，置于平盘内的面粉上。

3. 把芝麻肝片放入热油锅，略炸后再裹蛋液，粘芝麻，将肝片重入油锅炸熟，逐片作业，捞出装盘即成。

醋花生

【用料】浙醋250毫升，花生200克。

【制作方法】

将花生泡于浙醋中，5日后即成。每日服花生5～7粒。

红颜酒

【用料】核桃仁、红枣各60克，甜杏仁、酥油各30克，白蜜80克，米酒1.5千克。

【制作方法】

1. 将核桃仁、红枣捣碎；杏仁去皮尖，煮4～5沸，晒干并捣碎，后以蜜、酥油溶开入酒中。

2. 随后将核桃仁、红枣、杏仁入酒内，浸7天后开取。早晚空腹饮用10～20毫升。

橘子山楂饮

【用料】山楂50克，橘子400克，白糖50克，清水1000毫升。

【制作方法】

1. 橘子去皮，榨取汁液。山楂洗净去核。

2. 山楂放入锅内，加水适量，煎煮 30 分钟，过滤，留汁液，与橘子汁液混匀，加入白糖即可食用。

糖煮金橘

【用料】金橘 500 克，冰糖 300 克。

【制作方法】

1. 金橘洗净，加水淹没煮沸，加入冰糖，用小火熬烂，趁热食用。

2. 没喝完的放凉后存入冰箱保存，每次取一些，温热食用。

姜黄苦豆子花卷

【用料】面粉 250 克，黄豆粉 6 克，姜黄粉 6 克，苦豆粉 6 克，细砂糖 25 克，酵母 3 克，泡打粉 4 克，油 5 毫升。

【制作方法】

1. 面粉、黄豆粉、细砂糖、酵母、泡打粉混合，缓缓加入水，拌成雪花状；整理成面团，盖上湿布，醒 40 分钟。

2. 将醒好的面团擀成长方形，刷上一层油；依次撒上姜黄粉、苦豆粉。

3. 将面皮卷起成长条，切成大小相仿的剂子，用筷子在面剂中间压一道；沿着折线向上折起，再向后翻，捏合即成花卷坯。

4. 蒸锅内烧开水后放入花卷坯，蒸 15 分钟即可。

胡芦巴炖乳鸽

【用料】胡芦巴 50 克，乳鸽 2 只，鲜松茸 30 克，莲子 20 克，葱、姜适量。

【制作方法】

1. 鸽子洗净，鲜松茸切片，莲子用温水泡软。

2. 把葫芦巴、葱、姜放到鸽子肚子里，连同鲜松茸、莲子放入汤锅中，加适量的水蒸 1.5 小时，肉烂即可出笼。

水芝汤

【用料】莲子 60 克，甘草 12 克，盐 1 克。

【制作方法】

1. 莲子炒香，混成细粉；甘草炒后制成细粉；将莲子粉与甘草粉混匀。

2. 每次服用 12 克，加少许盐，滚开水冲服。

李子虾仁汤

【用料】李子 60 克，莲子 25 克，虾仁 50 克，葱花 10 克，精盐 3 克，黄酒 2 克，酱油 1 毫升，味精 2 克，清水 900 毫升。

【制作方法】

李子洗净去核；莲子泡软；虾仁洗净，去虾线。上 3 味与清水一起入砂锅，炖至熟烂，加入葱花、精盐、黄酒、酱油、味精调味即成。

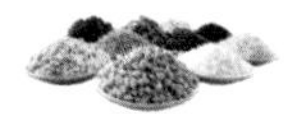

柠檬甘蔗汁

【用料】柠檬60克，甘蔗250克。

【制作方法】

上述食材切碎略捣，绞取汁液，代饮料频服。

桂圆莲子粥

【用料】桂圆肉30克，莲子肉30克，红枣5克，糯米60克，白糖适量，清水1000毫升。

【制作方法】

1. 桂圆肉洗净，莲子去皮心，大枣去核。锅中放入清水，上3味与糯米同煮，烧开后，改用文火熬至粥成。

2. 食时加糖适量。宜早餐食用。

雪梨煮杏仁

【用料】杏仁10克，川贝母10克，雪梨1个，冰糖15克，清水750毫升。

【制作方法】

1. 杏仁去皮，川贝母打碎，雪梨切成薄片，冰糖打碎成屑。

2. 将上述食材放炖杯内，加清水烧沸，再用文火煮35分钟即成。

荔枝桑葚饮

【用料】黑桑葚100克，荔枝200克，白糖适量，清水

1000 毫升。

【制作方法】

将黑桑葚、荔枝洗净，加清水、白糖搅匀，煮 10 分钟后即可食用。

甜杏板栗

【用料】板栗 250 克，甜杏仁 250 克，蜂蜜 50 克，清水 1000 毫升。

【制作方法】

1. 将杏仁炒黄，放入锅中加水煮 1 小时。

2. 再将板栗放于锅中用文火续煮，加入蜂蜜拌匀，煮沸即成。

罗汉果肉片汤

【用料】罗汉果 60 克，瘦猪肉 100 克，盐 2 克，清水 1000 毫升。

【制作方法】

罗汉果、猪瘦肉均切成片，加清水煮熟，加盐调味而饮汤食肉。

莱菔子汤

【用料】葱白 3 根，生萝卜子 3 克，酒适量，清水 1500 毫升。

【制作方法】

葱白 3 根，生萝卜子 3 克（研末），加酒少许，清水

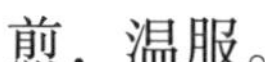

煎，温服。

菱角饮

【用料】河菱（以四菱角为佳）5个，清水125毫升。

【制作方法】

将菱洗净，剪开，加水煮沸至菱熟透，取汁用。每日1剂，喝汤代茶。

榴梿炖鸡

【用料】榴莲50克，鸡1只，姜片10克，核桃仁、红枣各50克，盐2克，味精1克，清水1500毫升。

【制作方法】

1. 鸡放入沸水稍煮后捞出，斩大块。核桃仁用水浸泡去油味。红枣去核。榴梿外皮切小块，果肉切大块。

2. 将上述食材放入锅内滚开水中，加入姜片，用大火烧开后，改用文火煲3小时，加入盐、味精调味即可。

橘味醒酒羹

【用料】糖水橘子250克，糖水莲子250克，青梅25克，红枣50克，白糖30克，白醋30毫升，桂花少许，清水1500毫升。

【制作方法】

1. 青梅切丁，红枣去核，置小碗中加水蒸熟。

2. 糖水橘子、糖水莲子倒入铝锅或不锈钢锅中，再加入青梅、红枣、白糖、白醋、桂花、清水，煮开，晾凉后频频食用。

芒果茶

【用料】芒果 100 克，清水 1000 毫升。

【制作方法】

清水放入煮茶器中，烧至 60 度倒入芒果果肉，煮沸即可饮用。

木瓜花生大枣汤

【用料】大枣 5 粒，花生 150 克，木瓜 750 克，片糖 10 克，清水 2000 毫升。

【制作方法】

木瓜洗净切块，与大枣、花生、片糖倒入锅里，加适量水，大火煮沸，小火煲 2 小时即可。

猕猴桃菊花茶

【用料】鲜菊花 10 克，猕猴桃 2 只，冰糖 15 克，清水 1000 毫升。

【制作方法】

1. 鲜菊花洗净；猕猴桃切成薄片；冰糖打碎成屑。

2. 将上述食材放炖盅内，加入清水烧沸，再用文火煮 5 分钟，晾凉即可食用。

南瓜子汤

【用料】南瓜子 20 克，薏米 30 克，清水 1500 毫升。

 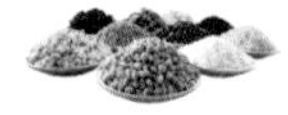

【制作方法】

南瓜子、薏米浸泡一夜，加清水煎煮，滚开后即可饮用。

柠檬速溶饮

【用料】鲜柠檬 20 个，清水 500 毫升。

【制作方法】

鲜柠檬肉切碎取液汁，先以大火，后以小火煎煮成膏状，装瓶备用。每次 10 克，以沸水冲化饮用，每日 2 次。

枇杷煮猪腰

【用料】枇杷 100 克，猪腰 2 只，冰糖 30 克，清水 1000 毫升。

【制作方法】

1. 枇杷洗净；猪腰除去白色臊腺，切成腰花；冰糖打碎成屑。

2. 把枇杷、冰糖同放锅内，加清水烧沸煮 10 分钟，再放入猪腰煮 2 分钟，撇去浮沫即可食用。

葡萄龙眼汁

【用料】鲜奶 100 毫升，砂糖 3 克，鲜葡萄 20 个，鲜龙眼肉 10 个。

【制作方法】

1. 鲜葡萄榨汁，龙眼榨汁备用。

2. 鲜奶、砂糖拌匀，加入葡萄汁、龙眼汁，煮沸即可食用。

苹果大米粥

【用料】苹果 200 克，大米 100 克，白糖 20 克，水适量。

【制作方法】

1. 将苹果切小方块；大米淘洗干净。

2. 将大米放入锅内，加水烧沸，再用文火煮 40 分钟，加入苹果烧沸，调入白糖即成。

酸梅青果饮

【用料】酸梅 10 克，青果 50 克，白糖 5 克，清水 1000 毫升。

【制作方法】

将酸梅、青果放入砂锅内浸泡 1 天，然后煎煮，服用时加白糖调味。

杞实粥

【用料】芡实 21 克，枸杞子 9 克，粳米 75 克，清水 500 毫升。

【制作方法】

1. 上 3 味，开水泡透后放置 1 夜。

2. 水烧开后，先下芡实煮四五沸；次下枸杞子煮三四沸；又下大米，共煮至浓烂。中途勿添冷水。

山萸肉粥

【用料】山萸肉 15 克，粳米 60 克，白糖 5 克，清水

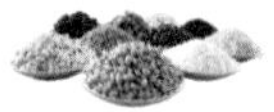

1000毫升。

【制作方法】

山萸肉去核，与粳米同入砂锅煮粥。待粥将熟加入白糖，稍煮即成。

柿子决明茶

【用料】鲜柿子2个，草决明15克，清水750毫升。

【制作方法】

1. 草决明打碎，煎煮后取汁液1000毫升。

2. 鲜柿子榨汁，将柿子液与草决明汁混匀即成。

石榴开胃饮

【用料】鲜石榴1个，生姜10克，茶叶5克，清水500毫升。

【制作方法】

1. 鲜石榴连皮带籽捣碎取汁。

2. 生姜切片加水煮开，后将石榴汁倒入，待其煮沸加茶叶，略煮即可。

山楂麦芽茶

【用料】山楂10克，生麦芽10克，开水500毫升。

【制作方法】

山楂切片，与麦芽同置杯中，倒入开水，加盖泡30分钟即可饮用。

松子粥

【用料】松子仁 20 克，粳米 100 克，清水 800 毫升。

【制作方法】

1. 将松子仁研碎，同粳米放锅内，加入清水 800 毫升。

2. 大火煮沸后再用小火熬 20 ～ 30 分钟即可。

砂仁肚条

【用料】砂仁 10 克，猪肚 1 千克，花椒末 2 克，胡椒末 2 克，葱、姜、食盐、味精、猪油、淀粉各适量，清水 750 毫升。

【制作方法】

1. 猪肚入沸水氽透捞出，刮去内膜。

2. 锅内加葱、姜、花椒、水各适量，放入猪肚，煮沸后捞出切片。

3. 500 毫升汤煮沸后，放肚片、砂仁、花椒末、胡椒末、食盐、猪油、味精等调味，沸后用湿淀粉勾芡即成。

沙棘化痰饮

【用料】沙棘 12 克，陈皮 10 克，茯苓 10 克，清水 500 毫升。

【制作方法】

将上三物放入煮茶器中，加清水煎煮 30 分钟，代茶饮。

桑葚大枣饮

【用料】桑葚 15 克，红枣 4 枚，清水 500 毫升。

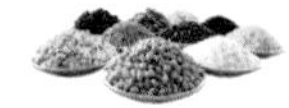

【制作方法】

桑葚洗净、红枣去核后放入砂锅内，加入清水，大火烧沸，再用小火煮25分钟，沥渣留汁即成。

桃仁粥

【用料】桃仁21枚（去皮尖），生地黄30克，桂心3克（研末），粳米100克（细研），生姜3克，米酒100毫升。

【制作方法】

1. 生地黄、桃仁、生姜加米酒共研，绞汁。

2. 粳米煮粥，下桃仁等汁，更煮令熟，调入桂心末。

蜜桃拌糖醋萝卜

【用料】小萝卜400克，鲜蜜桃60克，芝麻油5毫升，精盐3克，醋适量，白糖适量。

【制作方法】

1. 将小萝卜切丝；鲜水蜜桃榨汁。

2. 白糖、精盐、醋、麻油放入小碗中，调成汁，兑入水蜜桃汁，浇在小萝卜丝上，拌匀即成。

甜瓜芹菜汁

【用料】西洋芹100克，甜瓜200克，番茄50克，蜂蜜10毫升。

【制作方法】

西洋芹、甜瓜榨汁后，加入蜂蜜调味即可。

乌梅粥

【用料】乌梅 15 克，粳米 60 克，冰糖 5 克，清水 500 毫升。

【制作方法】

1. 乌梅拍破，入锅煎取汁去渣。
2. 粳米煮粥，粥熟后加乌梅汁、冰糖少许，稍煮即可。

西瓜蜂蜜饮

【用料】西瓜 500 克，蜂蜜 15 毫升。

【制作方法】

西瓜取瓤榨汁去渣，加入蜂蜜即成。

杏子菊花茶

【用料】菊花 10 个，杏肉 10 克，冰糖 3 克，清水 500 毫升。

【制作方法】

菊花、杏肉放入杯中，加水焖 10 分钟，加入冰糖，用勺搅匀即可。

杨梅汁粥

【用料】鲜杨梅汁、大米各 100 克，白糖 5 克，清水 500 毫升。

【制作方法】

1. 鲜杨梅榨汁。

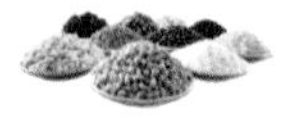

2. 大米煮粥，待熟时调入杨梅汁、白糖等，服食。

榆钱粥

【用料】蒜苗 100 克，大米 100 克，榆钱 20 克，葱花 5 克，盐 3 克，清水 500 毫升。

【制作方法】

1. 将葱花、蒜苗炒后加水烧开，放入大米煮粥。

2. 米将熟时放入榆钱继续煮 5 ～ 8 分钟，加适量调料即成。

香蕉蜂蜜

【用料】香蕉 200 克，蜂蜜 30 克。

【制作方法】

将香蕉切小块，放入碗中。将蜂蜜倒入碗中，搅拌均匀即成。

香橼蜂蜜水

【用料】香橼 1 个，蜂蜜 10 毫升，清水 500 毫升。

【制作方法】

香橼连皮煎煮，加适量蜂蜜调味。

樱桃甜汤

【用料】鲜樱桃 2 千克，白糖 1 千克，清水 5000 毫升。

【制作方法】

樱桃煎煮 20 分钟后，再加白糖继熬，沸后停火。盛出晾凉饮用。

椰汁桂圆饮

【用料】桂圆（鲜）100 克，椰汁 250 毫升，葡萄干 10 克，蜂蜜 5 毫升。

【制作方法】

1. 将鲜桂圆去皮，葡萄干洗净，放入碗中。
2. 将蜂蜜、椰汁调匀，待浸泡 20 ～ 30 分钟后食用。

盐水余甘子

【用料】余甘子 500 克，盐 50 克，清水 1000 毫升。

【制作方法】

1. 余甘子洗净晾干，放入盐。
2. 开水放凉，凉开水浸过余甘子，浸泡食用。

蜜汁柚瓣

【用料】香蕉 150 克，柚瓣 20 克，苹果 60 克，蜂蜜 50 毫升。

【制作方法】

1. 香蕉、苹果切块。
2. 将蜂蜜淋入装有香蕉、柚瓣、苹果的盘中即成。

益智仁粥

【用料】益智仁 5 克，糯米 50 克，盐 2 克，清水 250 毫升。

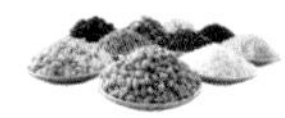

【制作方法】

1. 益智仁研末。

2. 糯米煮粥，粥成时加入益智仁末，加盐，稍煮即可。

郁李仁粥

【用料】郁李仁 30 克，粳米 100 克，清水 500 毫升。

【制作方法】

1. 郁李仁研末，加水淘洗，滤取汁。

2. 加入粳米煮粥，空腹食用。

枳椇子酒

【用料】枳椇子 500 克，白酒 500 毫升。

【制作方法】

1. 枳椇子洗净晾干后装入瓶中，倒入白酒，没过枳椇子。

2. 将瓶置于室内阴凉处，发酵 1 个月，即可饮用。

栀子仁莲子粥

【用料】栀子仁 5 克，莲子 10 克，粳米 50 克，白糖适量，清水 250 毫升。

【制作方法】

1. 栀子仁碾末。

2. 先煮莲子粳米粥，粥成时，放入栀子末稍煮，加白糖调匀服食。

麻子苏子粥

【用料】苏子、麻子各15克，粳米50克，清水250毫升。

【制作方法】

将苏子、麻子研末，加水再研，取汁。用药汁与粳米煮粥。

榛子炒鸡丁

【用料】榛子60克，鸡肉200克，蒜10克，葱10克，精盐5克，花生油50毫升，白糖10克。

【制作方法】

1. 榛子去壳，鸡肉切丁。
2. 将榛子、鸡肉下油锅炸香捞出。
3. 热油锅放入葱、姜、蒜、盐，烧沸后下入鸡丁、榛子，炒匀起锅。

无花果煮鸡蛋

【用料】无花果50克，鸡蛋2个，蜂蜜20毫升。

【制作方法】

鸡蛋煮熟去壳，将无花果和鸡蛋放入沸水中煮10分钟，加蜂蜜即成。

香麻鹅脯

【用料】鹅肉400克，白芝麻50克，生姜10克，葱5克，淀粉10克，盐5克，花生油10毫升。

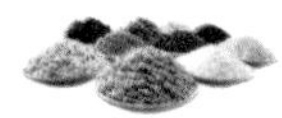

【制作方法】

1. 将鹅肉切成肉脯，用姜、葱、盐腌好后，加入淀粉拌匀，然后每片鹅肉蘸上白芝麻。

2. 炒锅内加入花生油，将鹅肉逐片排放在锅中，用中火煎至金黄色，装盘即成。

胡萝卜烧牛肉

【用料】牛肉 300 克，胡萝卜 100 克，干辣椒 5 克，八角 5 克，姜片 10 克，桂皮 5 克，盐 5 克，料酒 5 毫升，酱油 5 毫升，白糖 5 克，植物油 5 毫升。

【制作方法】

1. 胡萝卜切块，牛肉在滚水中焯后捞起。

2. 热油锅内放入干辣椒、八角、姜片、桂皮炸香，下入牛肉翻炒至发白，然后加料酒、酱油、白糖继续翻炒几下。

3. 再加水小火炖至牛肉八成熟，加入胡萝卜、盐和酱油，大火烧开，转小火烧至牛肉软熟即可。

萝卜羊肉汤

【用料】羊肉 300 克，白萝卜 200 克，生姜 10 克，香菜 10 克，盐 5 克，胡椒粉 3 克，醋 5 毫升。

【制作方法】

1. 熟羊肉、白萝卜切块；香菜切段。

2. 羊肉、生姜、盐放入锅内，加适量水，旺火烧开，再改用小火煮至羊肉熟烂。

3. 放入萝卜块煮熟，加入香菜段、胡椒粉拌匀即成。

马肉炖枸杞子

【用料】马肉500克，枸杞子30克，胡萝卜、土豆各300克，盐2克，酱油5毫升，味精1克，植物油25毫升。

【制作方法】

1. 马肉、胡萝卜、土豆切块。

2. 锅中油热时下马肉、酱油、盐，翻炒几下，加水1000毫升，放入胡萝卜、土豆、枸杞子，煮40分钟，加味精调味即可。

驴肉煲汤

【用料】驴肉300克，驴骨头200克，香葱2颗，生姜1块，八角5克，香油5毫升，料酒5毫升，胡椒粉5克，盐5克，味精5克。

【制作方法】

1. 驴肉和驴骨头洗净；香葱打结；生姜洗净。

2. 将驴肉和驴骨头放入大锅中，加香葱结、生姜、八角同煮至肉烂时捞出切片。

3. 待汤汁呈乳白时，再放入驴肉片烧开，加盐、味精、胡椒粉、料酒、香油即可。

小炒兔肉

【用料】兔腿2个，青椒1个，小米椒4个，干辣椒2个，料酒5毫升，盐5克，生抽5毫升，白糖5克，麻椒5克，花椒5克，葱末5克，姜末5克，油5毫升。

 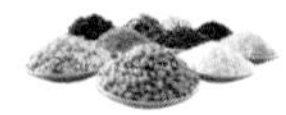

【制作方法】

1. 青椒、小米椒切块，干辣椒切碎。兔腿切块。放入料酒、盐腌制。

2. 热油锅，放入花椒、麻椒煸香。放入兔肉，快速翻炒至变色。

3. 放入葱、姜末和干辣椒碎、料酒、盐、生抽、白糖调味。

4. 出锅前，放入青椒、小米椒块，炒匀即可。

鸽子汤

【用料】鸽子 2 只，盐 5 克，红枣 5 颗，枸杞 5 克，龙眼干 5 颗，党参 5 克。

【制作方法】

1. 鸽子洗净，药材泡发。

2. 鸽子剁碎和药材一起放入炖盅，加盐。大火烧开后，中小火炖 30 分钟即可。

清蒸螃蟹

【用料】螃蟹 1 千克，黄酒 10 毫升，姜末 5 克，酱油 5 毫升，白糖 5 克，味精 5 克，香油 5 毫升，醋 5 毫升。

【制作方法】

1. 螃蟹洗净，蒸 15 ～ 20 分钟取出。

2. 将姜末放在小酒碗内，加熬熟的酱油、白糖、味精、黄酒、香油、醋搅匀，将螃蟹蘸汁食用。

红烧乌龟肉

【用料】乌龟 500 克，枸杞子 30 克，核桃仁 35 克，味精 1 克，葱 15 克，姜 10 克，花椒 1 克，黄酒 10 毫升，冰糖 15 克，酱油 10 毫升，油 5 毫升，水 50 毫升。

【制作方法】

1. 核桃肉研成碎末，枸杞子洗净。乌龟去头足、龟壳、内脏，切成肉块。

2. 热油锅烧至六成热后，放入龟肉块，反复翻炒。

3. 加入生姜片、葱、花椒、黄酒、酱油，清水、冰糖、枸杞子、核桃肉碎末，先用旺火烧开，再改用小火煨炖。

4. 至龟肉熟烂，味精调味即可。

清炖马蹄鳖

【用料】鳖 500 克，火腿 75 克，黄酒 25 毫升，冰糖 5 克，胡椒粉 1 克，葱 10 克，猪油（炼制）10 毫升，盐 3 克，姜 10 克，火腿骨 50 克，鸡汤 500 毫升。

【制作方法】

1. 鳖剁块，放入开水锅里煮至水开后捞出沥水。火腿切块。

2. 将鳖块整齐地放在砂锅中，把葱、姜、火腿和火腿骨围在鳖周围，加入盐、黄酒和鸡汤 750 毫升，盖好锅盖，用旺火烧煮。

3. 烧开后加入冰糖，用微火炖 1 小时左右，火腿捞出切成片，放在锅里，淋上熟猪油，撒入胡椒粉即成。

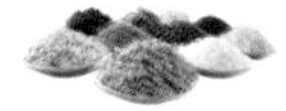

清炖鳝鱼

【用料】鳝鱼肉300克，芹菜100克，蒜5克，植物油5毫升，葱5克，姜5克，盐5克，味精5克，香油5毫升，料酒5毫升，花椒粉5克，酱油5毫升，醋5毫升。

【制作方法】

1. 鳝鱼切丝，芹菜和蒜切段。

2. 热油锅下鳝鱼丝炒5分钟，入料酒、葱、姜、蒜，盐、酱油小火烧2分钟，改旺火，投入芹菜段，加醋、香油，加味精、花椒粉即可。

泥鳅豆腐煲

【用料】豆腐200克，泥鳅250克，姜5克，盐5克，葱5克，植物油5毫升，水500毫升。

【制作方法】

1. 将豆腐切成块。泥鳅清洗干净。

2. 油锅将泥鳅略煎一下，放入砂锅。

3. 豆腐、姜丝入砂锅，加入清水，小火煮20分钟，放入葱、盐，稍煮即成。

洋葱牡蛎

【用料】牡蛎300克，洋葱10克，香菜5克，胡椒粉5克，黄酒5毫升，盐5克。

【制作方法】

1. 将牡蛎洗净后用盐、胡椒粉充分搅拌。

2. 撒上切丝的洋葱，淋入黄酒，加热90秒后，盛入盘装饰香菜即可。

爆炒田螺

【用料】田螺250克，植物油5毫升，豆瓣酱10克，花椒5克，干辣椒5克，味精5克，盐5克，白糖5克，姜5克，蒜5克，蒜苗5克，香油5毫升。

【制作方法】

1. 田螺取肉腌好。姜、蒜切碎。蒜苗切段，干辣椒切筒状。

2. 将螺肉用沸水氽后滤去水分，锅盛油烧至七成热下螺肉。

3. 热油锅下干辣椒、花椒炒脆，随即放豆瓣酱、姜、蒜炒香，再投入田螺肉、盐、白糖、味精、蒜苗快速翻炒，淋入香油即可。

鸡丝海参汤

【用料】鸡肉150克，海参100克，火腿肉25克，鸡汤500毫升，豆苗10克，生抽5毫升，味精5克，盐5克，料酒5毫升。

【制作方法】

1. 海参洗净，切丝；鸡肉切丝；用生抽、料酒拌匀；火腿肉切丝；豆苗洗净，沥干水分。

2. 在锅内注入鸡汤，放入鸡肉丝煮5分钟，再下海参丝、火腿丝，煮沸后加豆苗、生抽滚开，加味精、盐调味即可。

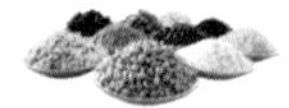

蒜蓉粉丝蒸扇贝

【用料】扇贝 5 个，红辣椒 5 克，青辣椒 5 克，蒜末 5 克，粉丝 10 克，生抽 5 毫升，鸡精 5 克，盐 5 克，香油 5 毫升，食用油 5 毫升。

【制作方法】

1. 扇贝去壳取肉。大蒜切末，青、红辣椒切粒。

2. 粉丝提前泡发，取适量蒜末用鸡精、生抽和盐，香油拌匀入味。

3. 取小段粉丝放在扇贝壳的上面，扇贝肉放中间，拌匀后的蒜末放在最上面。

4. 扇贝蒸 10 分钟后关火，将青、红辣椒粒均匀撒在扇贝上。

5. 油锅烧热，放入蒜末爆香后，把热油淋在扇贝上即可。

糖醋带鱼

【用料】带鱼 400 克，面粉 50 克，葱 5 克，蒜 5 克，姜 5 克，白糖 5 克，花雕酒 10 毫升，酱油 5 毫升，盐 5 克，香醋 5 毫升，植物油 5 毫升。

【制作方法】

1. 带鱼切段，均匀地沾上一层面粉；葱切花；姜切丝。

2. 锅中放油，油烧至六七成热时，下带鱼段煎至两面金黄捞出。

3. 油锅下葱、蒜、姜翻炒出香味后，将煎好的带鱼倒入，加入白糖、花雕酒、酱油、盐和香醋继续翻炒均匀，加水焖煮即可。

薏米蒸鲤鱼

【用料】鲤鱼1条，薏米100克，陈皮5克，草果5克，姜5克，盐5克，味精5克，鸡汤500毫升。

【制作方法】

1. 陈皮切丝；草果去壳；薏米浸泡2小时。

2. 鲤鱼洗净，把草果、陈皮、薏米塞入鱼腹内。

3. 在鲤鱼上加入姜、盐、味精、鸡汤，蒸90分钟，取出后去掉姜、草果、陈皮，装盘即成。

续断乌蛇酒

【用料】白酒2000毫升，乌梢蛇50克，续断15克，天麻15克，党参15克，肉桂15克，当归15克，萆薢15克，川芎15克，酸枣仁15克，山茱萸15克，熟地黄30克，五味子15克，漏芦15克，五加皮15克，附子15克，淫羊藿15克，骨碎补15克，荆芥7克，花椒7克，海桐皮15克，肉苁蓉15克，木香15克，石斛15克，防风15克，牛膝15克。

【制作方法】

1. 将乌梢蛇去头尾，焙干。

2. 将以上各药共捣碎，加乌梢蛇，用生白布袋装好，置于净器中，以酒浸泡，封口，7天后可开取，去渣备用。

 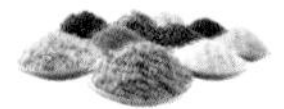

九香虫酒

【用料】九香虫 30 克，白酒 500 毫升。

【制作方法】

将九香虫放入酒内浸泡 7 天。

爆炒文蛤肉大蒜

【用料】文蛤 1000 克，油 5 毫升，大蒜 5 克，生姜 5 克，生抽 5 毫升，老抽 5 毫升，料酒 5 毫升。

【制作方法】

1. 文蛤用淡盐水养 4 小时。生姜切片。
2. 锅里倒入清水，加入料酒、生姜片，大火烧开倒入文蛤，待口张开捞起去壳。
3. 锅内倒油，先下入生姜片爆香，加入大蒜翻炒均匀。
4. 倒入文蛤肉，加入料酒翻炒均匀，加入生抽和老抽翻炒均匀即可。

牛奶大枣汤

【用料】牛乳 200 毫升，大枣 5 克。

【制作方法】

牛乳内加入切碎的大枣，和匀，加至温热即可。

羊乳饮

【用料】羊乳 250 毫升，竹沥水 20 毫升，蜂蜜 20 毫升，韭菜汁 10 毫升。

【制作方法】

羊乳煮熟后放入竹沥水、蜂蜜及韭菜汁调匀即可。

红枣核桃酸奶

【用料】红枣2颗，核桃3颗，酸奶200毫升。

【制作方法】

1. 红枣去核切碎，核桃捣碎。

2. 酸奶入碗中，放入红枣粒，放入核桃拌匀即可。

紫薯奶酪饼

【用料】紫薯3个，糯米粉100克，面粉100克，芝麻5克，水100毫升。

【制作方法】

1. 紫薯蒸熟，加适量水压成紫薯泥。加入糯米粉和面粉，和成面团。

2. 面团分成均匀小面团，压扁，粘上芝麻。

3. 平底锅倒少许油，小火煎熟即可。

酥油茶

【用料】酥油2毫升，盐0.5克，砖茶5克，水300毫升。

【制作方法】

1. 用刀切碎砖茶。

2. 锅中加300毫升水煮沸，加碎砖茶，煮到茶水变黑，加入盐，再加入酥油即可。

 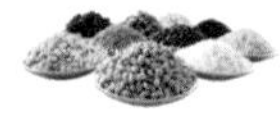

鸡蛋三味汤

【用料】鸡蛋1个，去芯莲子、芡实、山药各9克，白糖5克。

【制作方法】

1. 将莲子、芡实、山药熬煎成药汤。
2. 将鸡蛋在汤内打成蛋花，汤内加入白糖适量即可。

珊瑚冬茸羹

【用料】冬瓜2千克，咸鸭蛋600克，豌豆10克，冰糖250克，淀粉5克，水500毫升。

【制作方法】

1. 冬瓜用擂钵磨成细茸，装入汤盅内蒸熟取出。
2. 咸鸭蛋煮熟去壳去蛋白，留蛋黄切成小块。
3. 锅里放水，加冰糖烧开溶化后将冰糖、冬瓜茸、咸蛋黄、豌豆倒入，烧开，用湿淀粉勾流汁芡即成。

银耳鹌鹑蛋

【用料】银耳15克，鹌鹑蛋10个，冰糖5克。

【制作方法】

1. 银耳洗净蒸1小时。鹌鹑蛋煮熟去壳。
2. 锅内加清水和冰糖煮沸，放入银耳、鹌鹑蛋稍煮片刻即可。

番薯乌鸡蛋糖水

【用料】乌鸡蛋 2 个，番薯 1 个，冰糖 5 克。

【制作方法】

1. 番薯切块，放入水中煮开后，加适量冰糖煮 2 分钟。

2. 把乌鸡蛋放入煮蛋器煮熟去壳放入煮好的红薯汤中，饮汤食蛋。

香菇鹅蛋甜汤

【用料】鹅蛋 1 枚，泡发香菇 3 个，枸杞子 5 克，温水 500 毫升，冰糖 5 克。

【制作方法】

1. 鹅蛋打入碗中，放入香菇、枸杞子和冰糖。

2. 倒入温水，蒸约 15 分钟即可。

鸽蛋汤

【用料】枸杞子 10 克，龙眼肉 10 克，黄精 10 克，鸽蛋 4 个，冰糖 50 克，清水 750 毫升。

【制作方法】

1. 枸杞子、龙眼肉、黄精均切碎，冰糖磨碎装在碗内。

2. 上述食材置于锅内，注入清水，煮至沸后约 15 分钟，再把鸽蛋打破逐个下锅，加入冰糖屑即成。

麻雀蛋双子汤

【用料】麻雀蛋 10 个，菟丝子、枸杞子各 15 克，清水

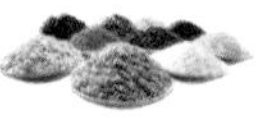

500 毫升。

【制作方法】

麻雀蛋用水煮熟，剥壳。菟丝子、枸杞子加清水煎约30 分钟，下麻雀蛋再煮 10 分钟。饮汤吃蛋。

白扁豆花粥

【用料】白扁豆花瓣 10 克，藿香 5 克，粳米 100 克，冰糖 5 克，水 500 毫升。

【制作方法】

1. 白扁豆花瓣研烂；藿香切丝；粳米洗净浸泡 15 分钟。

2. 白扁豆花泥、粳米共入砂锅，加水适量大火烧开，转小火熬粥，待成粥糜时调入冰糖、藿香焖 5 分钟即可食用。

白扁豆花糕

【用料】白扁豆花瓣 30 克，大米粉 300 克，糯米粉 300 克，白砂糖 60 克，水 300 毫升。

【制作方法】

1. 白砂糖用水融化。白扁豆花瓣研烂。

2. 将大米粉、糯米粉与研烂的白扁豆花一起加糖水揉匀，制成糕模，蒸 20 分钟即可。

丁香蒸梨

【用料】丁香 4 克，雪梨 1 个。

【制作方法】

丁香洗净。雪梨挖去内核，放入丁香，用锡纸封固，蒸熟即可食用。

丁香姜糖

【用料】丁香 4 克，干姜 10 克，糖 300 克，植物油 3 毫升，水 100 毫升。

【制作方法】

1. 将丁香、干姜打粉。

2. 糖加水，小火熬稠时，加入丁香、干姜粉，继续熬至用筷子挑起糖液成糖丝时关火，倒入涂有植物油的盘内摊平，冷却后划成小块即可。

淡竹叶粥

【用料】淡竹叶 10 克，马蹄汁 100 毫升，粳米 100 克，冰糖 5 克，水 500 毫升。

【制作方法】

1. 淡竹叶洗净，煎煮两次，取浓缩药液 100 毫升。粳米浸泡 15 分钟。

2. 浓缩药液、马蹄汁、粳米共入砂锅，加水适量大火烧开转小火熬粥，待成粥糜时加入冰糖焖 5 分钟即可。

阿胶鸡蛋羹

【用料】阿胶 6 克，鸡蛋 1 个，水 100 毫升。

【制作方法】

1. 将鸡蛋打成蛋液；阿胶溶化加入鸡蛋打匀。

2. 鸡蛋内加适量温开水及少许食盐，入锅蒸熟即可食用。

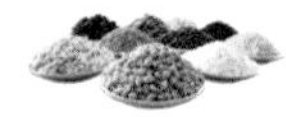

阿胶糕

【用料】阿胶 50 克，核桃 100 克，红枣 100 克，枸杞子 50 克，红糖 200 克，陈皮粉 15 克，黄酒 200 毫升，水 200 毫升。

【制作方法】

1. 核桃研末；红枣切碎；红糖、阿胶加水化。
2. 将黄酒、阿胶与红糖烊化水共入锅熬煮，待熬成糖浆时关火，将核桃、红枣、枸杞子、陈皮粉共同投入拌匀，待冷却成型后切成片。

茯苓赤豆薏米粥

【用料】茯苓 10 克，赤小豆 30 克，薏米 30 克，粳米 50 克，冰糖 5 克，水 500 毫升。

【制作方法】

1. 茯苓煎煮 2 次，取浓缩药液 50 毫升。赤小豆、薏米、粳米浸泡。
2. 赤小豆、薏米先煮 30 分钟，后倒入粳米，武火烧开煮 20 分钟，调入冰糖、浓缩药液，转文火煮至成粥糜即可。

茯苓造化糕

【用料】茯苓 10 克，莲子 10 克，山药 10 克，芡实 10 克，粳米 500 克，白砂糖 10 克，水 300 毫升。

【制作方法】

1. 上述食材共同磨成粉，置盆内。

2. 加水、白砂糖和成团，制成糕状，上蒸笼用武火蒸30分钟即可。

当归生姜羊肉汤

【用料】当归6克，生姜10克，羊肉500克，盐5克，料酒适量，水1000毫升。

【制作方法】

1. 当归洗净；生姜切片。羊肉入沸水锅内焯掉血水，捞出晾凉，切长条。

2. 砂锅下入羊肉，放当归、生姜，加适量料酒，武火烧沸，去浮沫，转至文火炖1.5小时至羊肉熟烂，放盐调味即可食用。

当归煮鸡蛋

【用料】鸡蛋2个，当归5克，精盐3克，味精1克，葱5克，姜5克，肉桂2克，水500毫升。

【制作方法】

1. 当归洗净加水3碗。

2. 鸡蛋洗净煮熟、去壳，放入锅内，加精盐、味精、葱、姜、肉桂与当归同煮，煮至1碗水即可。

淡豆豉烧鲫鱼

【用料】淡豆豉100克，党参10克，鲫鱼1条（重约300克），黄酒15毫升，生姜5克，葱5克，食盐5克，植物油30毫升，水200毫升。

 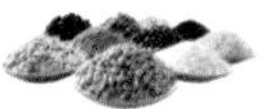

【制作方法】

1. 淡豆豉洗净；党参切段；鲫鱼洗净，两背划三刀，黄酒、生姜、葱段、食盐腌制。

2. 锅内待油温六成下鱼炸，炸至两面金黄酥脆，加热水并加入豆豉、党参，待水快收干即可。

葛根芝麻汤圆

【用料】葛根 100 克，芝麻 50 克，糯米粉 400 克，白砂糖 50 克，水 200 毫升。

【制作方法】

1. 葛根绞汁；芝麻研末。

2. 白砂糖加水溶化；将葛根汁、糖水倒入糯米粉揉匀，纳入芝麻揉成汤圆，加水煎煮即可。

芥子茶

【用料】黄芥子 3 克，紫苏子 3 克，生姜 3 片，水 500 毫升。

【制作方法】

1. 黄芥子、紫苏子、生姜洗净。

2. 上 3 种食材加水煎煮 40 分钟，取药液代茶饮。

藿香黄鳝

【用料】鲜嫩藿香叶 4 克，黄鳝 400 克，黄酒 10 毫升，生姜 6 克，葱 3 克，酱油 10 毫升，食盐 5 克。

【制作方法】

1. 将黄鳝洗净切段；藿香切丝。

2. 将黄鳝放入蒸盘内，加生姜、葱、酱油、食盐、黄酒各适量，蒸熟调味，撒上藿香丝拌匀。

黄精当归蛋

【用料】黄精 6 克，当归 4 克，鸡蛋 2 枚，水 500 毫升。

【制作方法】

1. 黄精、当归泡发洗净。

2. 鸡蛋洗净与黄精、当归同煮，熟后剥去外壳继续煮，煮至药液至 1 碗即可，食蛋喝汤。

决明子茶

【用料】决明子 10 克，菊花 3 克，枸杞子 10 克，水 500 毫升。

【制作方法】

1. 决明子、菊花、枸杞子洗净后，沥干水。

2. 决明子加水煎煮 30 分钟后取汁祛渣，加入菊花、枸杞子即可。

内金鳝鱼

【用料】鸡内金 6 克，黄鳝 1 条，生姜 5 克，葱 5 克，酱油 5 毫升，黄酒 100 毫升。

【制作方法】

1. 黄鳝剖腹去内脏切段。鸡内金洗净切片。

2. 将黄鳝与鸡内金放入蒸盘内，加生姜、葱、酱油、食盐、黄酒各适量，蒸熟调料即可。

内金炖萝卜

【用料】鸡内金 100 克，萝卜 300 克，陈皮 4 克，生姜 3 ～ 5 片，料酒 50 毫升，食盐 3 克，酱油 5 毫升，水 1000 毫升。

【制作方法】

1. 鸡肉切丁，萝卜切块，陈皮切丝，生姜切片。

2. 将上四味入砂锅，加料酒、食盐、酱油、水，大火烧开转小火慢炖 2 小时至鸡内金熟烂即可。

桔梗炖老鸭

【用料】桔梗 10 克，鱼腥草 10 克，老鸭 1 只，姜 5 片，葱 10 克，料酒 50 毫升，水 1000 毫升。

【制作方法】

1. 将桔梗、鱼腥草洗净，加水煎煮两次取浓缩药液 100 毫升。

2. 鸭子剁块，入沸水汆数分钟去尽血水和多余的油。

3. 将鸭子入砂锅，加姜、葱、料酒、浓缩药液、水，大火烧开 15 分钟后转小火慢炖 2 小时即可。

麦芽赤豆粥

【用料】麦芽 20 克，赤小豆 50 克，粳米 100 克，水 500 毫升。

【制作方法】

1. 麦芽洗净，加水煎煮 2 次，取浓缩药液 100 毫升。

2. 赤小豆、粳米洗净浸泡 20 分钟后放入砂锅，加水适量，大火烧开转小火熬粥，待成粥糜时调入麦芽浓缩药液、红糖焖 5 分钟即可食用。

清蒸参芪鸡

【用料】人参 30 克，黄芪 10 克，母鸡 1 只（重约 1500 克），精盐、黄酒各 1 勺，水 1000 毫升。

【制作方法】

1. 人参、黄芪洗净，人参用黄酒浸泡。

2. 母鸡切成小段，与二药同入锅内拌匀，撒入盐、黄酒，大火隔水蒸 3 个小时即可。

参蒸鳝段

【用料】鳝鱼 1 千克，人参 10 克，当归 3 克，熟火腿 150 克，清鸡汤 500 毫升，葱 5 克，姜 5 克，黄酒 5 毫升。

【制作方法】

1. 鳝鱼宰杀干净切段。熟火腿切成大片。

2. 锅中放水，加葱、姜、黄酒烧沸后，把鳝段烫一下捞出，装入汤锅中，加入火腿、人参、当归，加盐调味，灌入清鸡汤，加盖蒸约 1 小时，即可食用。

桑叶猪肝汤

【用料】桑叶 15 克，猪肝 100 克，淀粉 10 克，料酒 5

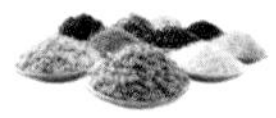

毫升，食盐 5 克，老抽 5 毫升，水 500 毫升。

【制作方法】

1. 将桑叶洗净，加水煎煮 2 次，取浓缩药液 100 毫升。

2. 猪肝去筋膜，切片，入沸水氽数分钟后捞出，加淀粉、料酒、食盐、老抽抓匀。

3. 将猪肝、桑叶煎液共入砂锅，加水煲汤，调味即可。

酸枣仁茶

【用料】酸枣仁 5 克，百合 10 克，红糖 5 克，水 500 毫升。

【制作方法】

将酸枣仁、百合洗净，加水适量煎煮 40 分钟后，药液倒入茶壶，加红糖溶化即可饮用。

白茅根茶

【用料】白茅根 5 克，鱼腥草 5 克，冰糖 2 粒，水 500 毫升。

【制作方法】

白茅根、鱼腥草洗净，加水煎煮 40 分钟后，倒入茶壶，加冰糖溶化即可饮用。

芦根炖鸭

【用料】芦根 10 克，生地黄 10 克，鸭子 1 只（重约 1500 克），盐 3 克，姜 3 ～ 5 片，葱 5 克，料酒 5 毫升，老抽 5 毫升。

【制作方法】

1. 芦根、生地黄洗净，加水煎煮 30 分钟取药液，煎煮两次取 100 毫升。

2. 鸭肉剁块，入沸水汆数分钟去尽血水和油。

3. 将鸭肉入砂锅加姜片、葱段、料酒、老抽、浓缩药液、适量水，大火烧开 15 分钟后转小火慢炖 2 小时，加入盐调味即可。

红花酒

【用料】红花 10 克，桃仁 10 克，生地黄 15 克，生姜 5 片，白酒 1500 毫升。

【制作方法】

1. 桃仁剥去外皮；红花、生地黄、生姜洗净，生姜切片。

2. 将上述食材放入酒坛，倒入白酒，盖盖，密封坛口，置于阴凉处。

3. 每日摇匀 1 次，15 天后即可饮用。

佛手南瓜鸡

【用料】佛手 10 克，老南瓜 1 个，鸡肉 400 克，青豆 100 克，豆腐乳 5 克，红糖 5 克，黄酒 5 毫升，葱 5 克，姜 5 克，食盐 5 克，植物油 5 毫升，米粉 200 克。

【制作方法】

1. 南瓜由蒂把周围开 5 厘米口，取下蒂把做盖，把南瓜子去除干净。

2. 佛手切碎；鸡肉切丁，与佛手、豆腐乳、红糖、黄

 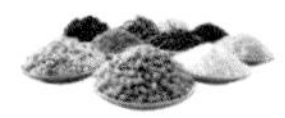

酒、葱、姜、食盐拌匀腌制，放入米粉和植物油。

3. 青豆略炒后与腌制的鸡肉一起装入南瓜内，盖好装盘，蒸笼蒸熟。

山西酒枣

【用料】鲜枣5颗，白酒100毫升。

【制作方法】

1. 把鲜枣放在白酒中翻滚一圈后放入瓶中，上面淋1至2汤匙白酒。

2. 保鲜膜封口，拧紧瓶盖。瓶子放在室温阴凉干燥处保存即可。

老鸭笋干汤

【用料】老鸭1只，笋干60克，姜10克，盐5克，料酒5毫升，水1000毫升。

【制作方法】

1. 老鸭剁块。笋干泡发，姜切成片。

2. 老鸭下沸水煮3分钟去除血水，捞出，过冷水后放进煲汤锅内，注入冷水，大火烧开，捞去汤表面的浮沫。

3. 放姜片和笋干、盐、料酒，转小火煲3个半小时，加盐调味即可。

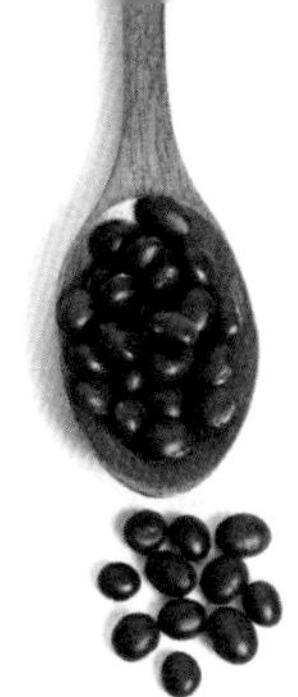

参考文献

[1] 苗明三，孙玉信，王晓田．中药大辞典［M］．太原：山西科学技术出版社，2017.

[2] 国家药典委员会．中华人民共和国药典三部［M］．北京：中国医药科技出版社，2020.

[3] 黄宫绣．本草求真［M］．王淑民，校注．北京：中国中医药出版社，1997.

[4] 陈可冀，许树强，白兰香．食物疗法［M］．长沙：湖南科学技术出版社，1996.

[5] 沈丕安．中华本草［M］．上海：上海科学普及出版社，2017.

[6] 邱德文，杜江．中华本草（苗药卷）［M］．贵阳：贵州科学技术出版社，2005.

[7] 南京中医药大学．中药大辞典［M］．第2版．上海：上海科学技术出版社，2014.

[8] 李中梓．雷公炮制药性解［M］．钱允治，订正．金芷君，校注．北京：中国中医药出版社，1998.

[9] 陈静．中医药膳学［M］．北京：中国中医药出版社，2006.

[10] 赵其光．本草求原［M］．朱蕴菡，王旭东，校注．北京：中国中医药出版社，2016.

[11] 国家中医药管理局《中华本草》编委会．中华本草2［M］．

 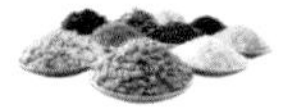

上海：上海科学技术出版社，1999.

[12] 国家中医药管理局《中华本草》编委会 . 中华本草 7 [M]. 上海：上海科学技术出版社，1999.

[13] 赵学敏 . 本草纲目拾遗 [M]. 闫冰等，校注 . 北京：中国中医药出版社，1998.

[14] 苏轼 . 物类相感志 [M]. 北京：中华书局，1985.

[15] 国家中医药管理局《中华本草》编委会 . 中华本草 4 [M]. 上海：上海科学技术出版社，1999.

[16] 翟良 . 医学启蒙汇编 [M]. 海口：海南出版社，2000.

[17] 缪希雍 . 神农本草经疏 [M]. 夏魁周，赵瑗，校注 . 北京：中国中医药出版社，1997.

[18] 国家中医药管理局《中华本草》编委会 . 中华本草 5 [M]. 上海：上海科学技术出版社，1999.

[19] 国家中医药管理局《中华本草》编委会 . 中华本草 1 [M]. 上海：上海科学技术出版社，1999.

[20]《全国中草药汇编》编写组 . 全国中草药汇编（下）[M]. 北京：人民卫生出版社，1978.

[21] 李时珍 . 本草纲目 [M]. 朱斐等，译注 . 南昌：二十一世纪出版社，2014.

[22] 孟洗 . 食疗本草 [M]. 张鼎，撰 . 谢海洲等，辑 . 北京：人民卫生出版社，1984.

[23] 陈藏器 . 本草拾遗 [M]. 尚志钧，辑校 . 合肥：安徽科学技术出版社，2003.

[24] 吴普 . 吴普本草 [M]. 尚志钧等，辑校 . 北京：人民卫生出版社，1987.

[25] 李梴．医学入门［M］．金嫣莉等，校注．北京：中国中医药出版社，1995.

[26] 陶弘景．名医别录［M］．尚志钧，辑校．北京：人民卫生出版社，1986.

[27]《全国中草药汇编》编写组．全国中草药汇编彩色图谱［M］．第 2 版．北京：人民卫生出版社，1996.

[28] 王一仁．饮片新参［M］．江绍芬等，同订．上海：千顷堂书局，1936.

[29] 苏敬．新修本草（辑复本）［M］．尚志钧，辑校．合肥：安徽科学技术出版社，1981.

[30] 孙思邈．千金食治［M］．吴受琚，注释．北京：中国商业出版社，1985.

[31] 甄权．药性论［M］．尚志钧，辑校．合肥：安徽科学技术出版社，2002.

[32] 吴彦夔．传信适用方［M］．北京：人民卫生出版社，1956.

[33] 国家中医药管理局《中华本草》编委会．中华本草 3［M］．上海：上海科学技术出版社，1999.

[34] 王士雄．随息居饮食谱［M］．宋咏梅，张传友，点校．天津：天津科学技术出版社，2003.

[35] 国家中医药管理局《中华本草》编委会．中华本草 6［M］．上海：上海科学技术出版社，1999.

[36] 吴文青，李正军．食用本草［M］．北京：中国医药科技出版社，2003.

[37] 严西亭，施澹宁，洪缉庵．得配本草［M］．上海：上海科学技术出版社，1958.

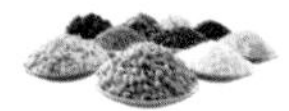

[38] 王惟恒，李艳．中医经典食疗本草大全［M］．北京：人民军医出版社，2014.

[39] 魏倩．食物寒凉温热属性功效速查全书超值全彩白金版［M］．北京：金盾出版社，2015.

[40] 谢梦洲，朱天民．中医药膳学［M］．北京：中国中医药出版社，2016.

[41] 南京中医药大学．中药大辞典（上）［M］．第2版．上海：上海科学技术出版社，2014.

[42] 王晶．《本草纲目》食物养生宜忌速查全书［M］．南京：江苏科学技术出版社，2014.

[43] 掌禹锡．嘉祐本草辑复本［M］．北京：中医古籍出版社，2009.

[44] 缪希雍．神农本草经疏［M］．郑金生，校注．北京：中医古籍出版社，2002.

[45] 赵其光．本草求原［M］．李剑，张晓红，选编．广州：广东科技出版社，2018.

[46] 龙柏．脉药联珠药性食物考［M］．苏颖等，校注．北京：中国中医药出版社，2016.

[47] 国家药典委员会．中华人民共和国药典一部［M］．北京：中国医药科技出版社，2020.

[48] 赵国东．本草纲目一本通［M］．西安：陕西科学技术出版社，2013.

[49] 国家中医药管理局《中华本草》编委会．中华本草（傣药卷）［M］．上海：上海科学技术出版社，2005.

[50] 彭铭泉．水果保健药膳［M］．天津：天津科学技术出版社，

2005.
[51] 本书协作编写组 . 四川中药志 [M]. 成都：四川人民出版社，1980.
[52] 缪希雍 . 本草经疏 [M]. 扬州：江苏广陵古籍刻印社，1980.
[53] 黄宫绣 . 本草求真 [M]. 赵贵铭，点校 . 太原：山西科学技术出版社，2012.
[54] 王绪前 . 中医食疗学 [M]. 武汉：湖北科学技术出版社，2007.
[55] 江苏省植物研究所，中国医学科学院药物研究所等 . 新华本草纲要（第 2 册）[M]. 上海：上海科学技术出版社，1991.
[56] 汪绂 . 医林纂要探源 [M]. 上海：上海大学出版社，2018.
[57] 苏敬 . 新修本草 [M]. 上海：上海卫生出版社，1957.
[58] 吴仪洛 . 本草从新 [M]. 李艳丽，徐长卿，点校 . 郑州：河南科学技术出版社，2017.
[59] 广州市卫生局药品检验所，中国科学院华南植物研究所 . 广东中药 [M]. 广州：广东人民出版社，1963.
[60] 王敏 . 药食同源祛百病——中医民间药膳食疗防治病方 1600 例 [M]. 北京：人民军医出版社，2010.
[61] 贾思勰 . 齐民要术 [M]. 李立雄等，点校 . 北京：团结出版社，1996.
[62] 国家药典委员会 . 中华人民共和国药典四部 [M]. 北京：中国医药科技出版社，2020.
[63] 刘继林 . 食疗本草学 [M]. 成都：四川科学技术出版社，1987.
[64] 南京药学院药材教研组 . 药材学 [M]. 北京：人民卫生出

 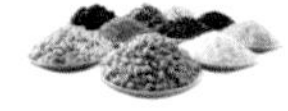

版社，1960.
[65] 南京中医药大学 . 中药大辞典（下）[M] . 第 2 版 . 上海：上海科学技术出版社，2014.
[66] 俞长芳 . 滋补保健药膳食谱 [M] . 北京：轻工业出版社，1987.
[67] 温如玉，萧波 . 疾病的食疗与验方 [M] . 西安：天则出版社，1989.
[68] 广西僮族自治区卫生厅 . 广西中药志第 1 册 [M] . 南宁：广西僮族自治区人民出版社，1959.
[69] 董三白 . 常见病的饮食疗法 [M] . 北京：中国食品出版社，1987.
[70] 膳书堂文化 . 本草纲目 [M] . 北京：中国画报出版社，2011.
[71] 张仲景 . 金匮要略 [M] . 北京：中国医药科技出版社，2018.
[72] 山西省卫生厅 . 陕西中药志 [M] . 太原：山西省卫生厅，1959.
[73] 郝建新，丁艳蕊 . 中国药膳学 [M] . 北京：科学技术文献出版社，2007.
[74] 江西省卫生局革命委员会 . 江西草药 [M] . 南昌：江西省新华书店，1970.
[75] 凌奂 . 本草害利 [M] . 北京：中医古籍出版社，1982.
[76] 张明心 . 药材资料汇编 [M] . 北京：中国商业出版社，1999.
[77]《全国中草药汇编》编写组 . 全国中草药汇编（上）[M] . 北京：人民卫生出版社，1975.
[78] 辽阳药学院生药教研室，辽宁省卫生厅药政管理局 . 辽宁主

要药材［M］. 沈阳：辽宁人民出版社，1958.
［79］傅时鉴，傅时摄. 常见慢性病食物疗养法［M］. 南昌：江西科学技术出版社，1997.
［80］福建省中医研究所. 福建药物志（第2册）［M］. 福州：福建科学技术出版社，1983.
［81］王文新，陈玉洁. 家庭药膳手册［M］. 天津：天津科学技术出版社，1989.
［82］中国科学院植物研究所，南京中山植物园药用植物组. 江苏省植物药材志［M］. 北京：科学出版社，1959.
［83］嵇含. 南方草木状［M］. 徐志伟等，编. 广州：广东科学技术出版社，2009.
［84］孙思邈. 千金方［M］. 刘清国等，主校. 北京：中国中医药出版社，1998.
［85］河北省卫生厅，河北省商业厅医药局. 河北药材［M］. 石家庄：河北人民出版社，1959.
［86］陈自明. 妇人大全良方［M］. 刘洋，校注. 北京：中国医药科技出版社，2019.